口腔门诊护理操作常规与综合管理手册

主　编　马丽辉　李秀娥

副主编　黄盛兴　陈伟璇　吕　霞　侯雅蓉

编　者（以姓氏笔画为序）

马丽辉　王晓芳　吕　霞　刘　艳　花秀翠

李秀娥　吴晓怡　沈丽娟　宋国俊　张莹莹

陈　华　陈伟璇　陈倩儿　林丽萍　侯雅蓉

徐　敏　黄盛兴　梁美玉　彭　宏　曾绮桥

人民卫生出版社

图书在版编目（CIP）数据

口腔门诊护理操作常规与综合管理手册/马丽辉，
李秀娥主编. —北京：人民卫生出版社，2019
　　ISBN 978-7-117-28918-4

　　Ⅰ.①口… Ⅱ.①马…②李… Ⅲ.①口腔科学-护
理学-手册 Ⅳ.①R473.78-65

　　中国版本图书馆 CIP 数据核字（2019）第 206610 号

人卫智网	www.ipmph.com	医学教育、学术、考试、健康，
		购书智慧智能综合服务平台
人卫官网	www.pmph.com	人卫官方资讯发布平台

口腔门诊护理操作常规与综合管理手册

主　　编：马丽辉　李秀娥
出版发行：人民卫生出版社（中继线 010-59780011）
地　　址：北京市朝阳区潘家园南里 19 号
邮　　编：100021
E - mail：pmph @ pmph.com
购书热线：010-59787592　010-59787584　010-65264830
印　　刷：北京盛通印刷股份有限公司
经　　销：新华书店
开　　本：710×1000　1/16　印张：14
字　　数：259 千字
版　　次：2019 年 10 月第 1 版　2024 年 8 月第 1 版第 6 次印刷
标准书号：ISBN 978-7-117-28918-4
定　　价：98.00 元

打击盗版举报电话：010-59787491　E-mail：WQ @ pmph.com
（凡属印装质量问题请与本社市场营销中心联系退换）

序

护理学是一门以人文、社会、自然科学知识为基础，与护理技术和理论相结合的应用科学，护理技术操作是护士在临床护理实践中必须熟练掌握与应用的项目，口腔门诊诊疗操作的护理配合是口腔护理服务环节中不可或缺的组成部分，由口腔基础护理和不同专科的口腔护理共同构成的"口腔护理学"是一门特殊的口腔医学分支学科，口腔专科护理队伍是我国口腔医学人才结构中的重要组成。然而，目前在我国的护理教育中尚未建立口腔护理学，亦未设立专门培养口腔护理技术人才的教育体系。口腔门诊护理岗位的护理人员多在护士学校毕业后，经过口腔护理培训再从事口腔护理工作。提高口腔临床护理水平对口腔临床医疗质量、效率以及患者满意度具有重大的影响。因此，非常需要口腔护理领域的专家总结临床经验，承担责任，培养适应我国口腔医学快速发展的口腔医学护理人才。

中华口腔医学会口腔护理专业委员会常务委员马丽辉副主任护师具有丰富的口腔护理经验，带领口腔护理团队，根据临床操作经验，编写了《口腔门诊护理操作常规与综合管理手册》。本书内容包括口腔门诊诊疗技术的护理配合流程和注意事项、口腔健康教育、口腔设备和器械的操作与保养、护理人员的岗位职责，以及口腔门诊的感染控制等。本书内容全面，涉及了口腔门诊护理工作，体现了口腔护理学的系统性与完整性，汇聚了口腔护理工作者丰富的实战经验，实用性强，将为我国口腔护理水平和临床服务水平的提高搭建培训学习的教学平台。

我从事口腔医疗工作近50年，深深体会到口腔护理的重要性。口腔医学的发展使口腔护理人员的需求不断增长，重视口腔护理人才的培养和使用，将完善口腔医疗服务的各个环节，提高我国口腔医疗水平。祝贺《口腔门诊护理操作常规与综合管理手册》的出版与发行,感谢马丽辉主编和全体编者,感谢大家为我国口腔医学事业发展作出的贡献!

凌均棨

2019 年 9 月

前　言

　　口腔护理学是口腔医学和护理学交叉形成的一门年轻学科,包括护理学的基础理论、基本实践内容和口腔专科操作技巧。口腔门诊诊疗操作的护理常规在国内一直是一个短缺项,相关教科书也寥寥无几。口腔医学专业迅速发展,其诊疗操作对护理人员配合程度的要求不断提高,急需临床护理经验丰富的护理人员将操作中的护理要点总结出来,便于护理人员学习并应用于临床,规范口腔专科护理操作流程,从而推动口腔医学与口腔专科护理的进步与发展。

　　本书参考和吸纳了国内外较权威的专业资料,总结了口腔门诊护士的岗位职责、医院感染控制规范、口腔常见疾病的临床护理配合技术和口腔门诊设备的操作流程,详细到每一个步骤,从物品准备至诊疗结束后的处理,以及操作过程中每一步的配合与感染控制的注意事项、健康教育等。全书贯穿以人为本的整体护理理念及四手操作的基本理念,采用图文并茂和流程表的形式,从医师操作和护士的密切配合出发,以临床常见口腔疾病护理为主要内容,以口腔护理专业技能为主线,以护理流程为架构,以规范各项护理操作为目的,详细阐述了护理配合流程和医院感染控制的要点。本书具有很强的可操作性和实用性,可作为在职护士的继续教育学习资料,对规范口腔临床护理配合、指导口腔专科护理人员的临床操作具有重要的意义。

　　本书承蒙中华口腔医学会副会长凌均棨教授、北京大学口腔医院护理部李秀娥主任、深圳市人民医院口腔医学中心主任黄盛兴教授在百忙之中作序和详细审阅,在此深表谢意。

　　由于口腔护理技术的发展日新月异,本书如有疏漏欠缺之处,恳请广大读者给予批评指正。

马丽辉

2019 年 9 月

目 录

第一篇　口腔门诊护理操作常规

第二篇　口腔门诊护理规范

第一篇

口腔门诊护理操作常规

第一章

牙体牙髓治疗护理常规

第一节　复合树脂修复术的护理常规

复合树脂修复术是通过酸蚀缺损牙体的表面,并使用粘接技术使复合树脂修复体固位于牙体缺损部位的一项技术。

一、适应证

1. 牙体组织缺损的修复。
2. 前牙形态异常的改形修复。

二、龋齿治疗的护理配合

(一) 概念

龋齿是在以细菌为主的多种因素影响下,牙体硬组织发生的一种慢性进行性破坏的疾病。

(二) 用物准备

一次性口腔检查盘,治疗铺巾,吸唾管,漱口杯,光固化灯,护目镜,遮光板,各式车针,抛光毛刷,高速牙科手机,低速弯牙科手机,三用气枪,干棉球,隔湿棉卷,光固化纳米树脂,自酸蚀粘接剂,粘接盘,小毛刷,抛光膏,雕刻刀,充填器,调拌纸,成形夹、片,咬合纸(图 1-1-1)。

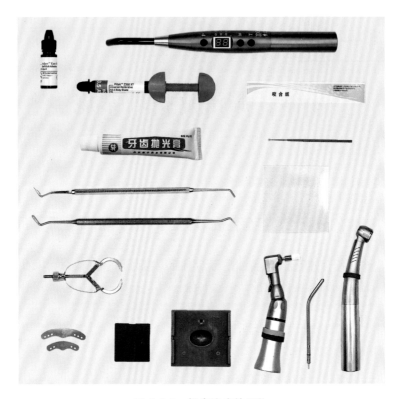

图 1-1-1　龋齿治疗的用物

（三）龋齿治疗的医护配合流程

医师操作流程	护士配合流程
1. 窝洞预备。	调节椅位和灯光。 安装高速牙科手机，递予医师合适车针以制备窝洞，及时吸唾，保持视野清晰。 递予医师探针以检查有无穿髓孔。
2. 粘接。	递予医师夹有棉卷的镊子以隔湿。 递予医师三用气枪以吹干牙面。 递予医师蘸有自酸蚀粘接剂的小毛刷。 递予医师三用气枪以吹干粘接剂。 光固化灯照射 10s。

医师操作流程	护士配合流程
3. 充填。	递予医师合适的成形夹、片。 将适量光固化纳米树脂放置于调拌纸上,递予医师器械及树脂,分层充填,光固化灯光照20s。 注意隔湿,保持窝洞干燥。 递予医师探针以检查是否固化。 递予医师镊子以取出隔湿棉卷。
4. 调殆、修型、抛光。	在高速手机上安装咬合车针、用镊子夹持咬合纸递予医师。 递予医师探针以检查是否有悬突。 安装抛光杯于慢速手机上,递予医师抛光。

（四）护理要点

1. 指导患者在治疗过程中不要用口呼吸,避免误吞冲洗液、碎屑及细小治疗器械。

2. 治疗过程中指导患者不能随意转动头部,以防意外伤及口腔及面部组织。

（五）术后宣教

1. 牙齿不适的处理方法　向患者说明治疗结束后如出现牙齿轻度不适,可能对光固化材料轻度敏感,一般不适情况会在治疗后2~3天消失。如出现较明显不适,应及时回院复诊。

2. 饮食指导　治疗后嘱患者可进食,但应避免以患牙咀嚼硬物,避免进食过冷或过热的刺激性食物。注意口腔卫生,进食后应漱口,保持口腔清洁。

三、楔状缺损治疗的护理配合

（一）概念

楔状缺损是指牙唇、颊侧颈部硬组织发生缓慢消耗所致的缺损,常呈楔形而得名。

（二）用物准备

一次性口腔检查盘、治疗铺巾、吸唾管、漱口杯、光固化灯、各式车针、抛光毛刷、快速手机、慢速手机、三用气枪、干棉球、隔湿棉卷、排龈线、排龈刀、柳叶刀、眼科剪、光固化纳米树脂、粘接剂、粘接盘、小毛刷、抛光膏、雕刻刀、充填器、调拌纸(图1-1-2)。

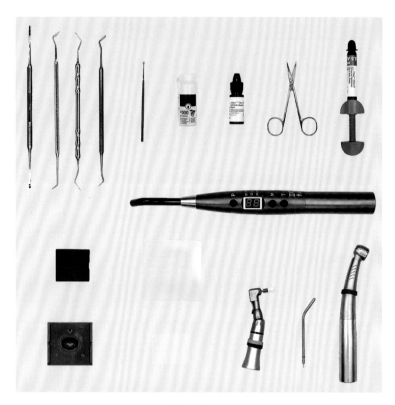

图 1-1-2　楔状缺损治疗的用物

（三）楔状缺损治疗的医护配合流程

医师操作流程	护士配合流程
1. 窝洞预备。	调节椅位和灯光。 安装快速手机，递予医师合适车针以制备窝洞，及时吸唾，保持视野清晰。 递予医师探针以检查有无穿髓孔。
2. 排龈。	用镊子夹棉卷递予医师以隔湿。 递予医师三用气枪吹干龈沟。 取合适长度的排龈线递予医师。 递予医师排龈刀排龈。
3. 粘接。	递予医师三用气枪以吹干牙面。 递予医师蘸有自酸蚀粘接剂的小毛刷。 递予医师三用气枪以吹干粘接剂。 光固化灯照射 10s。

续表

医师操作流程	护士配合流程
4. 充填。	将适量光固化纳米树脂放置于调拌纸上。 递予医师器械及树脂,分层充填,光固化。 注意隔湿,保持窝洞干燥。 递予医师探针以检查是否固化。 递予医师镊子以取出隔湿棉卷。
5. 抛光。	在高速牙科手机上安装抛光车针后递予医师。 递予医师探针以检查是否粗糙,有悬突。 安装抛光杯于慢速手机上,递予医师。

（四）护理要点

1. 保持术野清晰、干燥。

2. 适时取出的粘接剂和树脂应遮光保存,防止光照提前固化。

（五）术后宣教

1. 饮食指导　治疗后嘱患者可进食,但应避免以患牙咀嚼硬物,避免进食过冷或过热的刺激性食物,以及减少食用酸性较强的食物。

2. 日常护理指导　指导患者正确的刷牙方法。注意口腔卫生,进食后应漱口,保持口腔清洁。

第二节　盖髓术的护理常规

盖髓术是在接近牙髓的牙本质表面或已暴露的牙髓创面上,覆盖能使牙髓组织恢复的制剂,以保护牙髓正常状态的方法,包括直接盖髓和间接盖髓。

一、适应证

1. 间接盖髓　深龋引起的可复性牙髓炎、外伤冠折或牙体预备后的大面积牙本质暴露。

2. 直接盖髓　根尖孔未形成、因机械性或外伤性因素暴露的年轻恒牙,意外穿髓且穿髓孔直径不超过0.5mm。

二、盖髓术的护理配合

（一）用物准备

一次性口腔器械盘、治疗铺巾、吸唾管、漱口杯、酒精灯、打火机、牙胶棒、高速牙科手机、三用气枪、各式车针、干棉球、隔湿棉卷、小挖匙、生理盐水冲洗针、氢氧化钙盖髓剂、光固化灯、护目镜、氧化锌暂封材料(图1-1-3)。

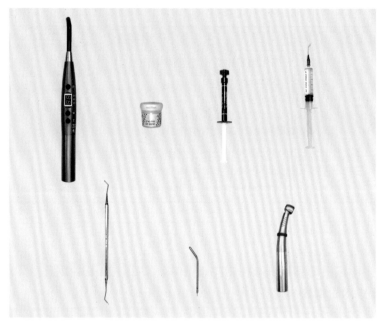

图 1-1-3　盖髓术的用物

（二）盖髓术的医护配合流程

医师操作流程	护士配合流程
1. 口腔检查　检查患者口腔情况、牙齿缺损情况及牙髓活力等。	
（1）探诊：牙体组织缺失情况、敏感部位、范围和感觉。	调节椅位及灯光，递予医师口镜、探针，嘱患者用鼻呼吸，一手持三用气枪吹干口镜上的雾气，嘱患者有痛觉时举左手示意。
（2）叩诊：患牙是否有叩痛。	递予医师镊子以叩诊检查。
（3）温度测试：观察患者对温度刺激的反应。	接回镊子，递隔湿棉卷，协助医师吹干牙面，及时吸唾，点燃酒精灯递予医师热牙胶棒，注意保护患者避免烫伤。
2. 去腐、备洞。	将安装好合适车针的高速手机递予医师以去除无基釉。一只手递予医师锐利的挖匙以去除表面腐质，另一只手拿棉球擦拭掉挖匙中的腐质。递予医师安装好球钻的高速手机。递予医师探针以检查腐质是否去净。
3. 盖髓。	递予医师生理盐水冲洗窝洞。协助吸唾，递予医师棉卷隔湿。递予医师夹有小干棉球的镊子以干燥窝洞。用探针取适量氢氧化钙盖髓剂递予医师后，接回探针，光固化20s。
4. 暂封。	用探针取适量氧化锌暂封材料递予医师以暂封窝洞，用镊子夹取湿润小棉球递予医师以平整局部。

三、护理要点

1. 为保护牙髓,切不可用冷气强力吹窝洞。

2. 龋洞近髓时,为防止露髓,必要时递予医师锐利挖匙以去除剩余腐质。

四、术后宣教

1. 24h 内避免用患牙咀嚼,避免冷热刺激。

2. 治疗结束后几日可有轻度冷热不适感,若疼痛剧烈应随时就诊。

3. 暂封材料少量掉落可不予处理,如整块掉落应及时就诊。

4. 嘱患者 2 周后复诊。

第三节　根管治疗术的护理常规

根管治疗是牙髓病及根尖周病在国际上最常用的有效治疗方法。根管治疗术的原理是通过机械和化学方法去除根管内的大部分感染物,并通过充填根管、封闭冠部来防止发生根尖周病变或促进已经发生根尖周病变愈合。

一、适应证

1. 牙髓病　不可复性牙髓炎、牙髓坏死、牙髓钙化、牙根内吸收。

2. 根尖周病　急性根尖周炎、慢性根尖周炎。

3. 意向性牙髓摘除　因特殊需要而摘除牙髓的患牙。

二、根管治疗术的护理配合

(一) 开髓和封药的护理配合

1. 活髓牙开髓封药的护理配合

(1) 用物准备:一次性口腔检查盘、治疗铺巾、漱口杯、吸唾管、高速牙科手机、三用气枪、各式车针、碘伏、棉签、麻醉剂、注射器、注射针头、干棉球、隔湿棉卷、无菌小棉球、失活剂(三聚甲醛)、丁香油氧化锌暂封材料(图1-1-4)。

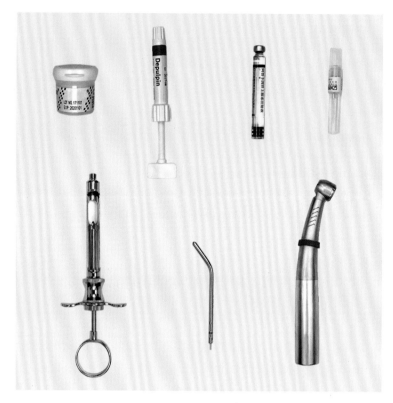

图 1-1-4　活髓牙开髓封药的用物

（2）活髓牙开髓封药的医护配合流程

医师操作流程	护士配合流程
1. 治疗前准备及麻醉（询问患者既往史、过敏史等）。	协助患者躺于牙椅上，调节椅位及灯光。 递碘伏棉签予医师消毒麻醉部位。 遵医嘱准备麻醉剂及合适针头，检查注射器是否严密，核对麻醉剂的名称、浓度、剂量和有效期。 用注射器抽取麻药递予医师。
2. 去腐质、开髓。	安装高速手机及合适车针递予医师。 及时吸唾，暴露视野。 递予医师探针以检查髓腔。
3. 封失活剂。	夹取棉卷递予医师隔湿。 夹取干小棉球递予医师以吸干渗血。 用探针取备好的失活剂递予医师。 夹取备好的丁香油小棉球递予医师。
4. 暂封。	递予医师氧化锌暂封剂以封闭窝洞。 用镊子夹取湿润小棉球递予医师以修整局部。

2. 死髓牙开髓封药的护理配合

（1）用物准备：一次性口腔检查盘、治疗铺巾、漱口杯、吸唾管、高速牙科手机、三用气枪、各式车针、根管测量仪、测量尺、清洁台、根管锉（K 锉 06#~25#）、双氧水冲洗液、生理盐水冲洗液、干棉球、隔湿棉卷、无菌小棉球、根管消毒剂（樟脑酚）、氧化锌暂封材料（图 1-1-5）。

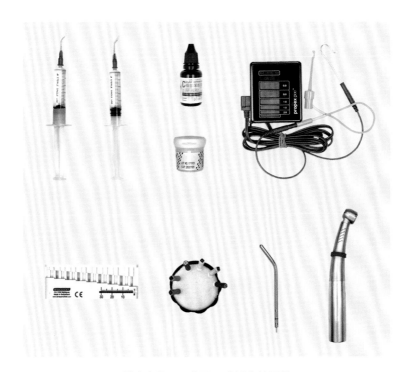

图 1-1-5 死髓牙开髓封药的用物

（2）死髓牙开髓封药的医护配合流程

医师操作流程	护士配合流程
1. 开髓、揭髓顶。	递予医师口镜、探针。 安装合适车针于高速手机上递予医师。 递予医师探针以探查髓腔及根管口。
2. 探查根管口、疏通根管。	用酒精棉球消毒清洁台并按顺序插上根管锉递予医师。 将双氧水冲洗液和盐水冲洗液交替递予医师以冲洗根管。
3. 测量工作长度。	准备根管测量仪，连接唇钩，打开电源。 递予医师合适的根管锉，协助医师测量工作长度。 记录各根管的工作长度。

续表

医师操作流程	护士配合流程
4. 封根管消毒剂。	夹取隔湿棉卷递予医师。 将大小合适的樟脑酚小棉球递予医师。
5. 暂封。	递予医师氧化锌暂封剂以封闭窝洞。 用镊子夹取湿润的小棉球递予医师以修整局部。

（二）根管预备的护理配合

1. 用物准备 一次性口腔检查盘、治疗铺巾、漱口杯、吸唾管、高速牙科手机、三用气枪、慢速牙科手机、根管预备仪、根管长度测量仪、根管预备马达头、各式车针、酒精棉球、干棉球、润滑剂 EDTA、拔髓针、根管锉（K 锉 06#～25#）、双氧水冲洗液、生理盐水冲洗液、一次性冲洗针、GG 钻（1#～3#）、机用镍钛锉、唇钩线、测量尺、清洁台、隔湿棉卷、根管消毒药物、吸潮纸尖、暂封材料、调拌纸等（图 1-1-6）。

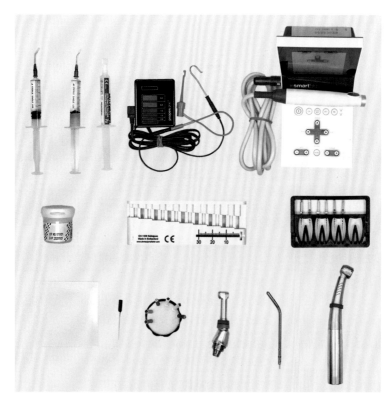

图 1-1-6 根管预备的用物

2. 根管预备的医护配合流程

医师操作流程	护士配合流程
1. 口腔检查 检查暂封物及患牙情况。	递口镜及探针。
2. 去除暂封物,揭髓室顶 用高速手机去除暂封材料、用探针取出药棉。	安装合适的车针于高速手机上递予医师。 递予医师探针。 用干棉球接回取出的药棉。 递予医师高速手机以揭髓顶、备洞型。
3. 根管处理 (1) 探根管口:用小号锉探查根管口。 (2) 拔髓:用拔髓针去除牙髓组织。 (3) 疏通根管:用根管锉从小号开始逐个疏通根管。	用酒精棉球消毒清洁台并插上小号锉递予医师。 根据牙管情况,选择合适的拔髓针递予医师。 在清洁台上按顺序排好根管锉递予医师。 将双氧水冲洗液和盐水冲洗液交替递予医师冲洗根管。
4. 测量根管工作长度。	准备根管测量仪,连接唇钩,打开电源。 递予医师合适的根管锉,协助医师测量工作长度。 记录各根管的工作长度。
5. 根管预备。	依次安装 $1^{\#}\sim3^{\#}$GG 钻于慢速手机上递予医师以扩大根管口。 备 EDTA 润滑剂于调拌纸上递予医师。 选择合适的机用镍钛锉并量好工作长度,按型号大小依次递予医师。 每次更换镍钛锉型号期间,交替递予医师双氧水冲洗液和盐水冲洗液以冲洗根管。
6. 根管消毒。	夹取棉卷递予医师隔湿。 递予医师三用气枪以吹干髓腔。 递予医师吸潮纸尖以干燥根管。 递予医师根管消毒剂。
7. 暂封。	递予医师氧化锌暂封剂以封闭窝洞。 用镊子夹湿润小棉球递予医师以修整局部。

(三) 根管充填的护理配合

1. 用物准备 一次性口腔检查盘、治疗铺巾、漱口杯、吸唾管、高速手机、各型车针、根管长度测量仪、调拌刀、调拌本、根管锉、侧压针、测量尺、热牙胶充填系统(含主机携热器、热牙胶注射枪、热牙胶等)、大锥度牙胶尖、辅尖、吸潮纸尖、iRoot 根充糊剂、根管冲洗液、暂封材料等(图 1-1-7)。

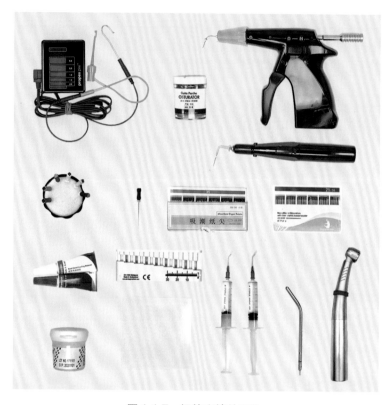

图 1-1-7　根管充填的用物

2. 根管充填的医护配合流程

医师操作流程	护士配合流程
1. 去暂封。	递予医师口镜、探针以检查患牙。 在快速手机上安装好车针递予医师以去除暂封材料。 递予医师探针以取出髓腔内的药棉。
2. 复测根管工作长度。	准备根管测量仪,连接唇钩,打开电源。 在清洁台上插好与根管粗细相应的根管锉递予医师,协助医师复测根管工作长度。 记录各根管工作长度。
3. 根管消毒。	交替递予医师双氧水冲洗液和盐水冲洗液以冲洗根管,及时吸唾。
4. 干燥根管。	用镊子夹取棉卷递予医师隔湿。 递予医师吸潮纸尖以干燥根管。

续表

医师操作流程	护士配合流程
5. 根管充填。	根据医嘱准备适量的 iRoot 根充糊剂于调拌纸上。 选择相应锥度的主牙胶尖并标记好长度,消毒备用。 将蘸有根充糊剂的主牙胶尖递予医师置于根管内。 将携热器递予医师以去除多余牙胶。 使用垂直加压器将牙胶尖向根尖方向加压。 交替递予医师携热器和垂直加压器。 将热牙胶注射枪递予医师,医师将热牙胶注射于根管内, 随后递予医师垂直加压器加压,重复数次至充填完成。
6. 暂封。	递予医师氧化锌暂封剂封闭窝洞。 用镊子夹取湿润小棉球递予医师以修整局部。

三、护理要点

1. 术前向患者介绍根管治疗的步骤、治疗时间、预后、并发症,注意及时修正其期望过高的要求。

2. 使用携热器、热牙胶注射枪时,护士应协助医师,用棉签牵拉患者口角,避免患者口唇烫伤。

3. 每次使用垂直加压器、携热器、热牙胶注射枪后应用酒精棉球及时擦拭器械的工作端。

四、术后宣教

1. 根管治疗一般需 2~3 次或多次才能完成,如出现感染未控制或治疗反应大则需增加治疗次数。

2. 根管治疗后的疼痛、肿胀是根管治疗最常见的并发症,会出现轻度不适或轻微疼痛,数日将会消失。重度的疼痛、肿胀需抗炎治疗,但并不影响最终疗效。

3. 进食指导　根管治疗术后 2h 内避免咀嚼,避免用患牙咬过硬食物,避免进食过热、过冷刺激性的食物。注意口腔卫生情况,进食后应漱口、刷牙。

4. 保护患牙　治疗后牙体组织变脆,牙冠破坏较大或已有牙隐裂的患者建议术后及时进行冠修复,以免牙体崩裂和牙冠折裂。

第四节　显微根管治疗术的护理常规

显微根管治疗术是借助显微镜和显微器械来进行根管治疗的方法。

一、适应证

显微根管治疗术适用于所有根管治疗,尤其是根管口的定位、钙化根管的疏通、变异根管的预备和充填、根管的再治疗等。

二、显微根管治疗术的护理配合

（一）用物准备

1. 常规用物　一次性口腔检查盘、治疗用铺巾、漱口杯、吸唾管、高速手机、三用气枪、护目镜。

2. 橡皮障系统　橡皮障布、橡皮障支架、橡皮障环、橡皮障打孔器、橡皮障夹钳、牙线/楔线、眼科剪。

3. 根管预备器械盒　调拌刀、探针、镊子、剪刀、玻璃板、测量尺钩线、清洁台、扩锉针架、镍钛针架、钻针架、垂直加压器、瓷粉充填器、雕刻刀、除光器。

4. 其他用物　显微镜、显微口镜、显微探针、显微长柄锉、P5 超声工作机、超声工作尖（ET20/ET25）、P5 手柄、P5 扳手、根管测量仪、根管预备马达仪、马达头、小不锈钢杯、一次性冲洗注射器、双氧水、生理盐水、吸潮纸尖、EDTA 润滑剂、根充糊剂、携热器、热牙胶注射器、纱布、垫底材料、小毛刷、光固化纳米树脂、自酸蚀粘接剂、光固化灯、咬合纸等（图 1-1-8）。

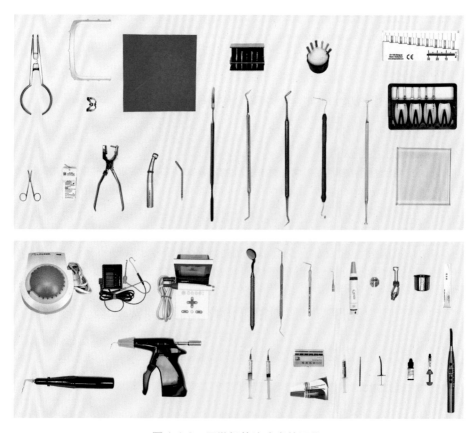

图 1-1-8　显微根管治疗术的用物

（二）显微根管治疗术的医护配合流程

医师操作流程	护士配合流程
1. 治疗前的准备　回顾既往病史,向患者交代病情、治疗过程、治疗周期、相关费用等。签署知情同意书。	向患者讲解治疗过程,调出患者的 X 线片。
2. 髓腔冠部预备　用高速手机去净龋坏组织及旧充填物,开髓,揭净髓室顶,暴露髓室。	在高速牙科手机上安装裂钻或球钻后递予医师。及时用吸唾管吸净碎屑及水。用三用气枪间断快速冲净口镜,保证术野清晰。
3. 上橡皮障。	根据牙位用剪刀剪去橡皮障布上相应牙位的孔,将橡皮障夹安装在橡皮障布上,用橡皮障钳固定住橡皮障夹递予医师。协助医师展开橡皮障布,先递予医师雕刻刀,后递予牙线,顺利就位后,递予橡皮障支架,并协助医师撑开固定。
4. 根管口的定位。	打开显微镜,递予医师显微口镜。根据情况递予显微探针、K 锉或超声器械。
5. 疏通根管　钙化根管的疏通使用小号锉、C+锉或先锋锉疏通根管。若根管完全钙化,在显微镜下用超声工作尖,沿根管方向逐步去除钙化组织,直至根管疏通。	根据医师要求递予小号 K 锉、C+锉或先锋锉。连接超声工作机,递予医师超声工作手柄。先递予医师根管冲洗液,再递予显微探针。
6. 测量根管长度　使用根管测量仪和 K 锉测量根管长度,并记录。	打开根管测量仪的电源,连接测量钩线并递予医师。递予医师测量尺,协助医师记录工作长度。
7. 根管预备　使用根管锉按顺序依次预备根管,同时冲洗根管。	打开根管预备仪开关,在马达上安装根管锉,连接于根管预备仪,测量长度后依次递予医师。将 EDTA 润滑剂置于玻璃板上递予医师。每根根管锉取出后,递予医师冲洗器以冲洗根管,并及时用吸唾管吸净,同时准备清洁台清洁根管锉。
8. 复测根管长度。	递予医师 K 锉、测量仪等。
9. 试主牙胶尖。	根据医师要求准备合适锥度的牙胶尖,并标记好工作长度,递予医师。
10. 根管荡洗。	更换超声荡洗工作尖,递予医师并及时吸唾。

续表

医师操作流程	护士配合流程
11. 根管充填	
（1）消毒干燥。	递予医师棉卷及吸潮纸尖。
（2）放置主牙胶尖。	递予医师蘸有根充糊剂的主牙胶尖。
（3）垂直加压充填	打开携热器（将携热器工作尖长度量至工作长度-4mm），递予医师携热器，交换垂直加压器（长度量至工作长度-4mm）。
1）用携热器工作尖齐根管口切断主牙胶尖，并用垂直加压器压实。	
2）用携热器加热，将根管内牙胶再移去3mm，用垂直加压器压实，反复操作至根管尖部3～4mm区域直至牙胶填满。	递予医师携热器，当医师取出上段牙胶后递予垂直加压器，并及时用纱布清理携热器及垂直加压器上的牙胶。
3）回填牙胶：将热牙胶注射器插入根管回填至根管口，用垂直加压器在根管口压紧牙胶。	打开热牙胶注射器，预热、传递、交换垂直加压器。
12. 髓室处理　用小棉球擦净髓室内糊剂。	递予医师小棉球。
13. 髓室充填	遵医嘱准备垫底材料递予医师。
（1）垫底。	递予医师蘸有粘接剂的小毛刷、三用气枪，协助光固化。
（2）涂布粘接剂。	
（3）充填。	根据洞形大小准备适量充填材料，递予医师充填器械，光固化充填材料。
14. 卸除橡皮障系统。	递予医师橡皮障夹钳，协助卸除橡皮障。
15. 调𬌗、抛光。	安装调𬌗车针，递予医师咬合纸。 安装抛光车针，递予医师探针以检查。 递予医师棉球以擦净咬合纸印记。

三、护理要点

1. 通常显微镜下的操作时间长，嘱患者在操作过程中不要随意转动头部。

2. 使用橡皮障前，告知患者使用橡皮障的目的，以减轻患者顾虑。

3. 保证医师操作视野的清晰，治疗过程中随时协助医师牵拉口角或持三用气枪间断快速冲洗口镜。

4. 递予医师器械时，应确定医师拿稳后方可松手。

四、术后宣教

1. 术后患牙有可能出现不适,轻度不适一般在治疗后 2~3 天消失。若出现较明显肿胀及疼痛,应随时就诊。

2. 指导患者避免用患牙咬硬物,注意口腔卫生。

第五节　根尖手术的临床护理常规

随着技术与材料的发展,根管治疗和再治疗的成功率有了很大的提高,但仍有部分患者的根尖周病变无法治愈,此时就需要辅以外科手术治疗。根尖外科手术包括根尖刮治术、组织活检、根尖切除术、根尖倒充填术。

一、适应证

1. 根管治疗失败且不适合根管再治疗,如患牙有良好的桩冠桩修复体、无法取出的折断器械或根管超填物、非手术治疗无法修补的根管侧穿。

2. 根管再治疗失败。

二、根尖手术的临床护理配合

(一)用物准备

1. 资料准备　术前患牙的 X 线片、CT 片、口内照片。

2. 患者准备　术前洁牙,询问过敏史、既往病史,女性患者月经期间不宜手术。术前口腔检查,包括牙体状况、牙周袋位置的深度、附着龈宽度、所涉术区牙齿的根分叉情况及龈乳头的结构和健康状况等。术前须签署知情同意书。向患者详细说明选择根尖手术的理由、手术过程和风险,可能出现的症状以及可能的远期疗效,术前和术后注意事项。

3. 常规用物　一次性口腔检查盘、治疗用铺巾、漱口杯、吸唾管、三用气枪、塑料拉钩、反光板、数码相机。

4. 药物和材料　麻醉剂、生理盐水、肾上腺素、复方氯己定漱口液、碘伏、iRoot BP(图 1-1-9)。

5. 手术器械

(1)手术敷料包、无菌手套、无菌管套、P5 洁牙机、P5 手柄、超声工作尖、高速手机、灭菌吸潮纸尖、无菌小棉球、刀片、缝线、麻药注射器、麻药注射针头、1mL 注射器、10mL 注射器、小不锈钢杯、车针、玻璃板、棉签、显微镜(图 1-1-10)。

(2)显微根尖手术器械盒 1:无机三氧化物聚合体(MTA)抛光器、显微口

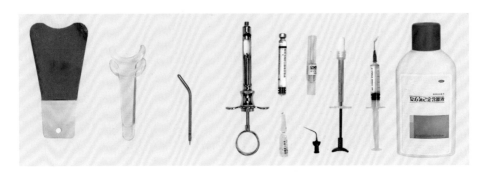

图 1-1-9　根尖手术常规用物、药物和材料

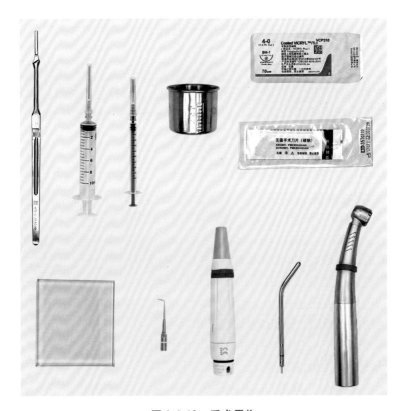

图 1-1-10　手术用物

镜、牙刮器、MTA 充填器、显微根尖口镜、显微探针、牙周探针、剥离子、根尖检查探针、组织镊、纱球(图 1-1-11)。

(3) 显微根尖手术器械盒 2:拉钩、洁治器、弯止血钳、强吸管、刀柄、镊子、组织镊、眼科剪、刮器、骨膜剥离器、持针器、调拌刀、纱球、棉球、孔巾等(图1-1-12)。

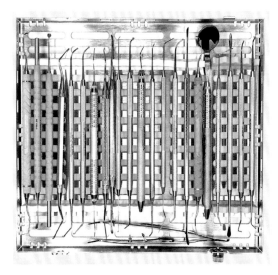

图 1-1-11 显微根尖手术器械盒 1

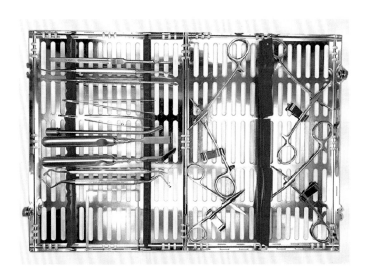

图 1-1-12 显微根尖手术器械盒 2

（二）根尖手术的医护配合流程

医师操作流程	护士配合流程
1. 手术前准备 （1）术前检查:既往病史回顾,血液检查,口腔检查。 （2）术前告知:向患者交代病情、手术过程、相关费用、注意事项,签知情同意书。	准备手术用物。 将 X 线、CT 结果在电脑上打开,调出患者的血液检查报告。
2. 麻醉。	递予医师碘伏棉球以消毒麻醉部位。 遵医嘱准备麻药,核对麻药的名称、浓度、剂量、有效期及患者姓名等。
3. 消毒　嘱患者使用复方氯己定漱口液漱口,用碘伏消毒口内、口外。	将复方氯己定漱口液于口杯,嘱患者含漱 1min。 递予医师碘伏棉球及镊子。
4. 洗手、铺巾　按外科手消毒方法消毒,穿手术衣,戴无菌手套,铺巾。	洗手,外科手消毒,穿手术衣,戴无菌手套,递予医师孔巾。 连接强吸管等。
5. 切口。	安装刀片后递予医师。 及时用强吸管吸净伤口渗血,保持术野清晰。
6. 翻瓣　用骨膜分离器循切口进入,翻起黏骨膜瓣。	递予医师骨膜分离器,及时用强吸管吸净伤口渗血。
7. 去骨　用裂钻切割骨组织,逐步去骨,直至建立进入分拣和病变组织的通路。	将裂钻安装于高速手机上递予医师,及时用强吸管吸净口内的血液及唾液。
8. 刮除根尖周病变组织　根据病损大小选择合适的刮器,刮除病变组织。	递予医师挖匙,用无菌纱球随时擦净器械上的血迹及炎性物质。
9. 根尖切除　用裂钻将根尖切除 2~3mm,对术区进行有效的止血,检查根尖切面。	更换车针,递予医师高速手机。 及时用强吸管吸净口内的血及唾液。 递予医师小棉球进行止血。
10. 根尖倒预备　将超声工作尖深入牙根截断面并预备洞形。预备完后用生理盐水彻底冲洗。	根据医师要求安装不同型号的超声工作尖,安装于超声手柄后递予医师。 及时用强吸管吸净血液及唾液。 递予医师生理盐水冲洗器,并及时吸净生理盐水。

医师操作流程	护士配合流程
11. 根尖倒充填	
（1）将肾上腺素小棉球放置于术区,止血。	递予医师肾上腺素小棉球。
（2）将小棉球放置于骨腔,干燥术区。	递予医师小棉球。
（3）用无菌吸潮纸尖干燥倒预备洞形。	递予医师无菌吸潮纸尖。
（4）用倒充填器械取适量 iRoot BP 逐层放入洞内,逐层加压,直至填满。	反复递予医师 iRoot BP。
（5）将止血干燥的小棉球取出,用生理盐水小棉球轻轻清理根切面,去除多余材料。	递予医师镊子并协助清点小棉球,递予医师生理盐水小棉球。
12. 瓣的复位与缝合 用生理盐水冲洗术区后将瓣复位并缝合。	递予医师生理盐水冲洗器,并及时吸净唾液。递予医师缝线,协助剪线。
13. 术后术区轻加压止血。	递予医师纱球以轻压术区止血。递予医师生理盐水湿纱球,擦净患者脸上血污。整理并清点手术用物,将刮除的病变组织浸泡于标本瓶中送病理检查。

三、护理要点

1. 嘱患者在术中若有不适,请举左手示意,避免头部晃动造成损伤。
2. 注射麻药时,告知患者尽量放松,观察患者用后反应。
3. 术中及时用无菌纱布擦净器械上的血渍及炎性组织。

四、术后宣教

1. 嘱患者术后 2h 禁食,术后当天以温凉流食为主,忌食刺激性食物、禁烟酒。
2. 24h 内间歇用冰袋冷敷术区。遵医嘱术后服用抗生素。
3. 24h 内勿刷牙、漱口、吸吮伤口及频繁吐唾液。
4. 术后 3 天内术区可能会出现轻度肿痛,为正常的术后反应。
5. 术后 5~7 天拆线,如有不适及时就诊。
6. 定期复查,复诊拍摄 X 线片,以便追踪观察根尖周组织的愈合情况。

第二章

牙周治疗护理常规

第一节 超声波龈上洁治术的护理常规

超声波龈上洁治术指的是通过超声波的高频振荡作用去除龈上牙石、菌斑和色泽并磨光牙面,以延迟菌斑和牙石再沉积的治疗方法。

一、适应证

1. 牙龈炎的治疗。
2. 牙周炎的治疗。
3. 牙周维护治疗。
4. 缺失牙修复前、正畸前、口腔内手术等其他口腔治疗前的必要准备之一。

二、超声波龈上洁治术的护理配合

(一) 用物准备

一次性口腔检查盘、治疗铺巾、漱口杯、吸唾管、无菌孔巾、棉球、牙周探针、三用气枪、一次性冲洗针、3%过氧化氢溶液、超声波洁牙机、洁牙手柄、超声波龈上工作尖、扳手、低速弯牙科手机、小不锈钢杯、抛光刷、抛光膏、碘甘油(图 1-2-1)。

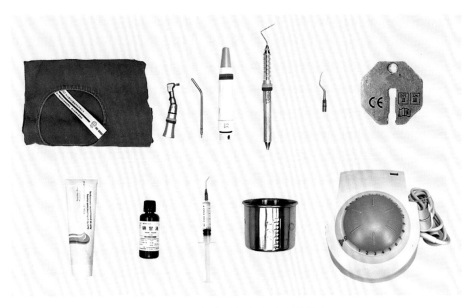

图 1-2-1　超声波龈上洁治术的用物

（二）超声波龈上洁治术的医护配合流程

医师操作流程	护士配合流程
1. 治疗前准备	
（1）询问病史,用牙周探针检查牙周袋深度并进行全口检查,设计治疗方案。	递予医师牙周探针并协助记录相关数据。
（2）向患者交代治疗计划、预后及费用。	准备超声洁牙机,将灭菌后的手柄直接连接洁牙机并贴上避污膜,放在检查盘中。嘱患者用3%过氧化氢溶液鼓漱1min,连接强吸管。
（3）戴防护面罩、手套,铺孔巾于患者面部。	戴防护面罩,将椅位调成治疗位,调好灯光及椅位。
2. 龈上洁治	
（1）治疗上、下颌前牙唇侧。	将灯光调至约与水平面成60°角位置,直接照射在牙面上。将强吸管放在前牙或后磨牙区,协助吸唾。适时用三用气枪冲洗治疗区域,保证治疗区域清洁,保证医师术野清晰。及时用纸巾擦拭喷溅在患者脸上的水雾。当治疗下颌前牙唇侧时,协助牵拉患者口唇。

续表

医师操作流程	护士配合流程
(2) 治疗上颌前牙舌侧。	将灯光调至约与水平面成45°角的位置,用三用气枪快速间断吹净口镜的镜面,保证治疗时术野的清晰。将强吸管放在后磨牙区,协助吸唾。
(3) 治疗下颌前牙舌侧。	将灯光调至约与水平面成90°角。将强吸管放在后磨牙区或下颌前牙舌侧,协助吸唾。
(4) 治疗上颌后牙颊舌侧。	将灯光调至约与水平面成45°的位置,将强吸管放在后磨牙区,间断吸唾,注意保护患者的颊舌侧黏膜。当治疗颊侧时,还应在吸唾的同时用强吸管向外牵拉患者口角,协助医师扩大治疗视野。适时用三用气枪冲洗治疗区域。
(5) 治疗下颌后牙。	将灯光调至约与水平面成90°的位置,将强吸管放在后磨牙区。
3. 冲洗、上药,用3%过氧化氢溶液冲洗龈缘或牙周袋处。	用冲洗器抽取3%过氧化氢溶液,检查固定针头,递予医师,协助吸唾。
4. 抛光。	将抛光杯安装在低速牙科手机,遵医嘱准备抛光膏放于治疗盘内,协助吸唾。
5. 治疗结束。	协助患者漱口,擦净面部,整理用物。

三、护理要点

1. 嘱患者术中避免用口呼吸,应用鼻子呼吸,以免呛咳。

2. 在治疗过程中,应根据治疗区域的不同及时调节灯光,避免直射患者的眼睛。

3. 吸唾过程中应采用间断吸唾的方法,避免长时间在同一部位吸唾造成黏膜损伤。

四、术后宣教

1. 指导患者自我控制菌斑的方法,建立正确的刷牙方法和习惯,使用牙线、牙间隙刷等辅助工具保持口腔卫生。

2. 告知患者洁治后可能会出现酸软症状,避免进食过冷、过热食物,1周后症状会慢慢缓解。

3. 建议患者半年或1年洁治一次。

4. 大量吸烟患者应劝其戒烟。

第二节　龈下刮治术(根面平整术)的护理常规

龈下刮治及根面平整术是用专用的刮治器械除去附着于牙周袋内根面上存在的龈下牙石和菌斑,并刮除牙根面的病变牙骨质上的细菌毒素,彻底清除引起炎症的刺激因素,是牙周炎的基础治疗方法之一。

一、适应证

1. 慢性牙周炎。
2. 侵袭性牙周炎。
3. 牙周炎的伴发病变。

二、龈下刮治术及根面平整术的护理配合

(一) 用物准备

1. 常规用物　一次性口腔检查盘、治疗铺巾、漱口杯、吸唾管、防护膜、防护面罩、三用气枪、孔巾、无菌手套、一次性冲洗针。

2. 材料和药品　3%过氧化氢溶液、1%碘伏、碘甘油、麻醉剂、麻药注射器、麻药注射针头、种植敷料(图 1-2-2)。

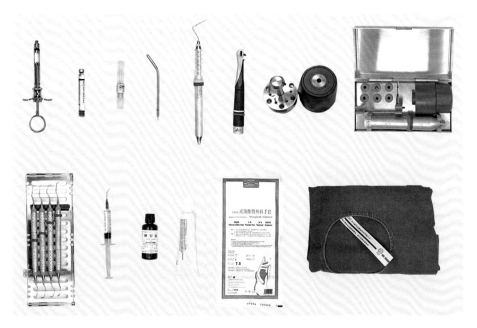

图 1-2-2　龈下刮治术的用物

3. 特殊用物　牙周探针、无痛超声牙周治疗仪、无痛牙周治疗手柄及工作尖、抛光仪、抛光液、抛光手柄及工作尖、龈下刮治器一套（5/6#、7/8#、11/12#、13/14#）。

（二）龈下刮治及根面平整术的医护配合流程

医师操作流程	护士配合流程
1. 治疗前准备	
（1）询问病史，用牙周探针检查牙周袋深度并进行全口检查与记录。	将牙周探针递予医师，记录口腔内相关数据。
（2）向患者解释病情及病因。	协助医师解释病情。
（3）向患者交代治疗计划、设计治疗方案及费用。	向患者解释在刮治术中会有出血及轻微疼痛等现象，安慰患者，取得合作。
（4）征得患者同意，交代治疗中的注意事项，准备治疗。	将灭菌后的手柄直接连接洁牙机并贴上防护膜，放在检查盘中。嘱患者用3%过氧化氢溶液含漱1min。连接强吸管。
（5）麻醉：局部浸润麻醉或传导阻滞麻醉。	递予医师碘伏棉签以消毒麻醉部位。遵医嘱准备麻醉药及注射针头。检查注射器是否严密，核对麻醉剂的名称、浓度、剂量、有效期及患者姓名等，确认无误后抽吸麻药递予医师。
（6）戴防护面罩与防护袖套准备治疗。	戴防护面罩并协助患者铺孔巾，将椅位调成治疗位，调好灯光。用凡士林棉签润滑口角，防止口镜牵拉造成患者痛苦。
2. 龈下刮治术，用超声洁牙机去除龈下牙石、菌斑。	安装洁牙机工作尖，用扳手顺时针拧紧。
（1）右侧上颌颊侧、左侧上颌腭侧。	将灯光调至约与水平面成60°角，强吸管放在前牙或磨牙区（舌侧），协助吸唾，适时用三用气枪冲洗治疗区域。
（2）左侧下颌颊侧、右侧下颌舌侧。	将灯光调至约与水平面成45°角的位置，将强吸管放在后磨牙区，间断吸唾，注意保护患者的颊舌侧黏膜。
（3）右侧上颌腭侧、左侧上颌颊侧。	将灯光调至约与水平面成60°角，强吸管放在前牙或磨牙区，协助吸唾，适时用三用气枪冲洗治疗区域。
（4）左侧下颌舌侧、右侧下颌颊侧。	将灯光调至约与水平面成45°角的位置，将强吸管放在后磨牙区，间断吸唾，注意保护患者的颊舌侧黏膜。
（5）上、下颌前牙	将灯光调至约与水平面成90°角，将强吸管放在后磨牙区或下前牙舌侧，协助吸唾。

续表

医师操作流程	护士配合流程
3. 根面平整,使用手工龈下刮治器进一步进行龈下刮治并进行根面平整,使用探针探查。	递予医师探针及刮治器。 遵医嘱准备 5/6# 刮治器(前牙)、7/8# 刮治器(后牙颊舌侧)、11/12# 刮治器(后牙近中)、13/14# 刮治器(后牙远中)。 协助吸唾,用棉球擦净刮治器上的血渍,适时用三用气枪冲洗刮治区域,保证口镜清洁及术野清晰。
4. 使用抛光仪进行根面抛光。	将灭菌后的手柄连接抛光仪,并贴上防护膜,放入检查盘中。 协助医师安装工作尖。
5. 冲洗、上药	
（1）用3%过氧化氢溶液冲洗龈缘或牙周袋处,用于清洁、止血及消炎。	将 3%过氧化氢溶液倒入杯中,用冲洗器抽吸药液后固定针头,递予医师冲洗治疗区域,协助及时吸唾。
（2）用探针蘸取碘甘油放于牙周袋内进行消炎。	在检查盘中滴入碘甘油,递予医师探针,并遵医嘱准备明胶海绵止血。
6. 治疗结束。	嘱患者 0.5h 后方可漱口、喝水,擦净面部,整理用物,对患者进行口腔卫生宣教。

三、护理要点

1. 嘱患者术中避免用口呼吸,应用鼻子呼吸,以免呛咳。

2. 吸唾管放于后磨牙区(舌侧)吸唾时,应注意避免刺激患者的咽部,以免引起恶心等不适症状。

3. 抽取冲洗液时应注意将冲洗器针头安装严密,防止冲洗时针头脱离造成误吞或冲洗液溅出。

四、术后宣教

1. 告知患者术后麻药 2~3h 后才消退,最好 2h 内勿饮食,当天可进软食、流质或半流质食物,饮食不宜过热,以温凉为宜。

2. 告知患者治疗后患处牙龈会有轻微疼痛,遇冷热敏感等不适属于正常现象。

3. 嘱患者术后 24h 内唾液有血丝是正常现象,不要频繁舔牙龈,更勿反复吸吮、吐唾,如遇出血不止,应及时就医检查。

4. 嘱患者术后当天尽量少运动,少讲话,忌烟酒和辛辣食物。

5. Bass 刷牙法要点　将刷头放于牙颈部,毛束与牙面成 45°角,毛端向着根尖方向,轻轻加压,使毛束末端一部分进入龈沟,一部分在沟外并进入邻面,牙刷在原位行近远中方向水平颤动 4~5 次,颤动时牙刷移动仅约 1mm,这样可将龈缘附近及邻面的菌斑揉碎并从牙面除去。

6. 指导患者自我控制菌斑的方法,建立正确的刷牙方法和习惯,使用牙线、牙间隙刷等辅助工具保持口腔卫生。建议每天早晚各刷一次,也可午饭后增加一次。

第三节 牙龈切除术的护理常规

牙龈切除术是指用手术方法切除增生肥大的牙龈组织或后牙某些部位的中等深度牙周袋,重建牙龈的生理外形及正常的龈沟。

一、适应证

1. 基础治疗后仍存在肥大、增生的牙龈。

2. 后牙区中等深度的骨上袋,但袋底不超过膜龈联合,并有足够的附着龈宽度者。

3. 牙龈瘤及严重妨碍进食的妊娠瘤。

4. 垂直阻生牙殆面上的牙龈。

二、牙龈切除术的护理配合

(一) 用物准备

1. 患者准备

(1) 了解患者的既往史、过敏史、家族史、全身情况及口内情况等。

(2) X 线片、术区的根尖片。

(3) 实验室检查:血常规、凝血功能检查。

(4) 患者的手术知情同意书。

2. 常规用物 一次性口腔检查盘、治疗铺巾、漱口杯、吸唾管、防护膜、防护面罩、麻药注射针头、麻药注射器、切龈刀、强吸管、牙周探针、持针器、止血钳、眼科剪、印记镊、刀柄、高速牙科手机、小球钻、中球钻、骨凿、棉签、无菌孔巾、无菌不锈钢小杯、骨膜剥离器、拉钩、调拌刀、玻璃板、无菌纱布块、无菌手套、刀片、缝合针线(图 1-2-3)。

3. 材料和药品 0.9%生理盐水、牙周塞治剂、1%碘伏、麻醉剂、种植敷料(图 1-2-4)。

4. 特殊用物 龈下超声洁牙机及手柄、工作尖、扳手、刮治器 5/6#刮治器(前牙)、7/8#刮治器(后牙颊舌侧)、11/12#刮治器(后牙近中)、13/14#刮治器(后牙远中)、一次性冲洗针(图 1-2-5)。

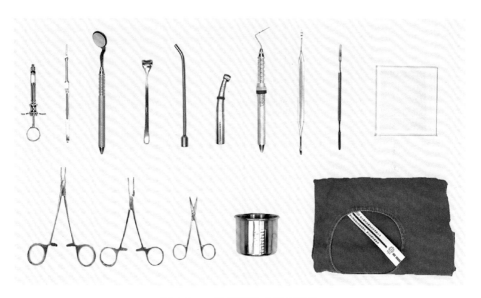

图 1-2-3　牙龈切除术常规用物

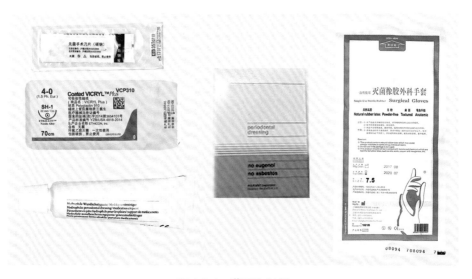

图 1-2-4　药品和材料

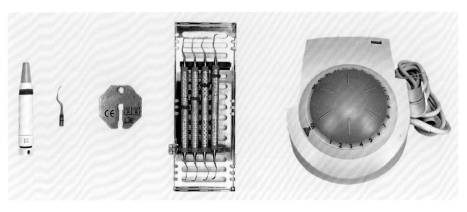

图 1-2-5　特殊用物

（二）牙龈切除术的医护配合流程

医师操作流程	护士配合流程
1. 术前准备	
（1）阅读病历，了解患者全身健康状况及化验结果、向患者交代手术目的及术中相关费用。	准备患者病历、化验结果报告单，在显示屏上打开 X 线片。
（2）告知患者手术中可能出现的问题，患者签署手术知情同意书。	备好手术知情同意书的相关资料，协助医师向患者解释手术过程。
（3）详细检查手术部位的牙周袋深度、附着水平、龈缘位置、附着龈宽度、牙齿松动度。	递予医师牙周探针，详细记录医师检查的数据。
（4）嘱患者含漱。	将复方氯己定漱口液倒入杯中，嘱患者含漱 1min。
（5）麻醉：局部浸润麻醉或传导阻滞麻醉。	递予医师碘伏棉签以消毒麻醉部位，遵医嘱准备麻药及合适的针头。检查注射器是否严密，核对麻药的名称、浓度、剂量、有效期及患者姓名等，确认无误后，抽取麻药递予医师。
2. 术中配合	
（1）戴一次性无菌手套，穿手术衣。	用 1% 的碘伏棉球，将口腔周围的皮肤消毒两遍。协助医师穿手术衣，打开手术包，将 0.9% 生理盐水倒入无菌小不锈钢杯，分别打开 11# 尖刀片、15# 圆刀片放入手术盘内。
（2）铺无菌孔巾。	协助医师铺巾，连接强吸管。

续表

医师操作流程	护士配合流程
（3）根据手术种类和手术设计，进行相应的切口。	分别将手术刀片安装于刀柄，递予医师，用强吸管吸净术区切口血液，保证视野清晰。递予医师骨膜剥离器，用纱布协助医师止血。
（4）手术治疗：在翻瓣术的基础上，进行骨切除及骨修整，使骨嵴顶降至牙断缘根方至少 3mm 处。	将球钻（小或大）安装于高速牙科手机上，递予医师，用强吸管吸净术区血液。遵医嘱递予医师刮治器，并用纱布随时擦净器械上的血迹。
（5）缝合。	用一次性冲洗针吸入 0.9% 生理盐水，冲洗病理性的肉芽组织、根面上残留的牙石等并随时吸净患者口中的血液及唾液。递予医师缝针、缝线，协助医师剪线。
3. 放置牙周塞治剂。	根据手术牙齿数目调拌塞治剂，调好后递予医师。

三、护理要点

1. 注意观察局部麻醉后的反应。术中及时观察患者的面色、唇色、皮肤温度、生命体征等，及时询问、了解患者的感受，发现异常，及时配合医师抢救。

2. 为保持术中视野清晰，术中使用强吸管而不使用干纱布擦拭，避免棉纤维留在伤口内。保持骨的湿润，术中冲洗时用无菌生理盐水。

3. 备好肾上腺素，在术区出血较多时使用。心脏病、高血压患者禁用。

四、术后宣教

1. 术后 2h 内可能会有疼痛，可遵医嘱服用止痛药。

2. 术后 1~2 天内唾液中会有少量血丝，属于正常现象。嘱患者不要反复吸吮、吐唾以免出血。

3. 术后 2h 可进温凉软食，不宜进过热、过硬的刺激性食物。术后 24h 内不宜漱口、刷牙，不宜剧烈运动。

4. 注意口腔卫生，遵医嘱使用抗菌药物及漱口液。

5. 预约复诊时间　手术 1 周后复诊拆线，去除牙周塞治剂。

第四节　牙周翻瓣术的护理常规

牙周翻瓣术是应用最广泛的牙周手术，是采用不同的手术切口使牙龈与下方的组织分离,形成牙龈组织瓣,暴露病变区的根面和牙槽骨,提供清创的入路和可视性,在刮除病变组织、菌斑、牙石后,将牙龈瓣复位在合适的位置上并缝合,达到消除牙周袋或使牙周袋变浅的目的。

一、适应证

1. 经基础治疗后口腔卫生良好,但牙周袋仍≥5mm 以上的深牙周袋。
2. 有复杂性牙周袋、袋壁有炎症、牙周探诊后有出血或溢脓。
3. 袋底超过膜龈联合的深牙周袋。
4. 牙槽骨缺损需行骨修整或进行植骨、牙周组织再生性治疗。
5. 根分叉病变伴深牙周袋或牙周-牙髓联合病变患者。
6. 范围广泛的显著肥大增生的牙龈。

二、牙龈翻瓣术的护理配合

(一) 用物准备

1. 患者资料

(1) 病历:了解患者的既往史、过敏史、家族史、全身情况及口内情况等。

(2) X 线片:术区的根尖片。

(3) 实验室检查:血常规、凝血功能检查。

(4) 患者的手术知情同意书。

2. 常规用物　一次性口腔检查盘、治疗铺巾、漱口杯、强吸管、防护膜、防护面罩、麻药注射针头、麻药注射器、切龈刀、强吸管、牙周探针、持针器、止血钳、眼科剪、印记镊、刀柄、高速牙科手机、小球钻、中球钻、骨凿、棉签、无菌孔巾、无菌不锈钢小杯、骨膜剥离器、拉钩、调拌刀、玻璃板、无菌纱布块、无菌手套、刀片、缝合针线。

3. 材料和药品　0.9%生理盐水、牙周塞治剂、1%碘伏、麻醉剂、种植敷料。

4. 特殊用物　龈下超声洁牙机及手柄、工作尖、扳手、刮治器 5/6$^{\#}$刮治器(前牙)、7/8$^{\#}$刮治器(后牙颊舌侧)、11/12$^{\#}$刮治器(后牙近中)、13/14$^{\#}$刮治器(后牙远中)、一次性冲洗针(图 1-2-3)。

(二) 牙周翻瓣术的医护配合流程

医师操作流程	护士配合流程
1. 术前准备	
(1) 阅读病历,了解患者全身健康状况及化验结果、向患者交代手术目的及术中相关费用。	准备患者病历、化验结果报告单,在显示屏上打开 X 线片。

医师操作流程	护士配合流程
（2）告知患者手术中可能出现的问题，患者签署手术知情同意书。	备好手术知情同意书的相关资料。
（3）详细检查手术部位的牙周袋深度、附着水平、龈缘位置、附着龈宽度、牙齿松动度。	递予医师牙周探针，详细记录医师检查的数据。
（4）嘱患者含漱。	将复方氯己定漱口液倒于杯中，嘱患者含漱 1min。
（5）麻醉：局部浸润麻醉或传导阻滞麻醉。	递予医师碘伏棉签以消毒麻醉部位；遵医嘱准备麻药及合适的针头。检查注射器是否严密，核对麻药的名称、浓度、剂量、有效期及患者姓名等，确认无误后，抽取麻药递予医师。
（6）口外消毒。	用 1% 的碘伏棉球，将口腔周围的皮肤消毒两遍。
2. 术中配合	
（1）戴一次性无菌手套，穿手术衣。	协助医师穿手术衣，打开手术包，将 0.9% 生理盐水倒入小量杯，分别打开 11# 尖刀片、15# 圆刀片放入手术盘内。
（2）铺孔巾。	协助医师铺巾，连接强吸管。
（3）根据手术种类和手术设计，进行相应的切口。	分别将手术刀片安装于刀柄，递予医师，用强吸管吸净术区切口的血液，保证视野清晰。递予医师骨膜剥离器，用纱布协助止血。
（4）手术治疗	
1）暴露病变区，清除病理性的肉芽组织及根面上残留的牙石等，刮除受内毒素侵蚀的牙骨质表层，根面平整，去除根面上残余的牙周膜纤维，有利术后形成再附着	将球钻安装于高速牙科手机上，递予医师，用强吸管吸净术区血液。遵医嘱递予医师刮治器和骨凿，并用纱布随时擦净器械上的血迹。
2）清创。	用一次性冲洗针抽吸 0.9% 生理盐水，冲洗病理性的肉芽组织、根面上残留的牙石等，并随时吸净患者口中的血液及唾液。
（5）缝合。	递予医师缝针、缝线，协助医师剪线。
3. 放置牙周塞治剂。	根据手术牙齿数目调拌塞治剂，调好后递予医师。

三、护理要点

1. 术中随时用生理盐水冲洗强吸管的管道,防止血凝块阻塞管道,保证管道的畅通。

2. 注意调节灯光,随时保持医师操作视野清晰。

四、术后宣教

1. 术后 2h 内可能会有疼痛,可遵医嘱服用止痛药。

2. 术后 1~2 天内唾液中会有少量血丝,属于正常现象。嘱患者不要反复吸吮、吐唾以免出血。

3. 术后 2h 可进温凉软食,不宜进过热、过硬的刺激性食物。术后 24h 内不宜漱口、刷牙,不宜剧烈运动。

4. 注意口腔卫生,遵医嘱使用抗菌药物及漱口液。

5. 预约复诊时间　手术 1 周后复诊拆线,去除牙周塞治剂。

第五节　牙周器械磨锐

牙周器械磨锐指使用磨石将刃缘变钝的洁治器和刮治器磨锐,并保持器械刃缘的正确角度和外形。正确的器械磨锐有助于提高临床医师的治疗效率,减少治疗过程中的损伤、减轻患者的疼痛、提高器械的使用寿命。

一、磨锐时机

1. 对器械的锐利度进行检查和评价,发现需要磨锐。

2. 临床医师在治疗过程中发现器械较钝且使用效率较低。

二、磨锐的原则

1. 根据器械的特点选择合适的磨石。

2. 磨锐前后器械需进行严格消毒。

3. 磨器械时需水或润滑油,磨刃缘时必须保持器械原有的角度,尽量避免破坏器械的原有形态,尤其是正面和侧面的夹角角度,要正确掌握磨石与器械的用力方向。

三、磨锐前准备

1. 从消毒好的治疗器械中挑选较钝的器械。

2. 器械磨锐用物　刮治器、电动磨锐机器。

四、磨锐的方法

1. 第一步，卸下导板螺丝和导板，放置磨石并使用磨石夹夹紧磨石。重装导板，旋紧导板螺丝固定导板。

2. 第二步，打开电源开关，将刮治器刃缘背面中央的部分与垂直挡板紧密接触，同时保证刮治器的颈部搁置在颈部末端导板上，此时刃缘与导板下方的磨石接触的角度为正确的磨锐角度。向磨石方向轻压刮治器并沿颈部末端导板上下移动2~3次，即可磨锐刃缘。

3. 第三步，将刮治器的顶端插入圆形引导通道内，使刮治器工作端背部与引导通道侧壁紧密接触。轻压刮治器，使其顶端与导板下方磨石接触，左右晃动2~3次，即可修圆顶端。使用检测棒检测器械是否磨锐，擦拭器械表面油污，清洁后消毒灭菌后备用。

第三章

儿童口腔治疗护理常规

第一节　窝沟封闭术的护理常规

窝沟封闭术是对乳、恒磨牙的𬌗面、颊面、舌面的点隙裂沟充填一层流动性较强的树脂,在不去除牙体组织的情况下,有效阻止致病菌等酸性产物对牙齿窝沟点隙的侵蚀形成龋坏的一种预防性治疗。

一、适应证

1. 患儿口腔内有患龋倾向的牙齿。
2. 牙釉质发育不全、窝沟深、点隙沟比较密集的牙面。
3. 恒牙完全萌出后,龋齿尚未形成,适宜进行窝沟封闭。

二、窝沟封闭术的护理配合

(一) 用物准备

一次性口腔检查盘、治疗用铺巾、漱口杯、吸唾管、开口器、纱球、慢速弯牙科手机、三用气枪、抛光膏、抛光刷、窝沟封闭剂、酸蚀剂、光固化灯、咬合纸(图1-3-1)。

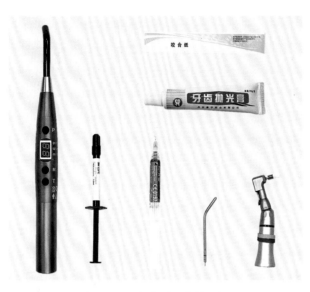

图 1-3-1　窝沟封闭术的用物

（二）窝沟封闭术的医护配合流程

医师操作流程	护士配合流程
1. 向患儿家属说明进行窝沟封闭的作用及需要协助的事宜、注意事项、治疗费用等。	协助做好患儿及家长的解释工作。
2. 用低速手机毛刷清洁牙面窝沟点隙,彻底清除𬌗面窝沟,用三用气枪冲洗窝沟间隙。	协助按压开口器,保护患儿口舌部,及时吸唾。
3. 隔湿,用酸蚀剂酸蚀需要封闭的窝沟点隙,使之渗入到点隙间缝中,彻底清洁牙面。	协助按压纱球、口舌,避免酸蚀剂接触牙面以外的黏膜,并及时吸唾。
4. 用三用气枪彻底冲洗牙面 10~15s,避免有残余酸蚀剂。	及时吸唾。
5. 隔湿、吹干牙面,酸蚀后的牙面吹干后呈白垩色,若未出现白垩色,则说明酸蚀不合格。然后,均匀地将窝沟封闭剂涂于酸蚀后的牙面,充分渗入各窝沟点隙内。	协助按压纱球、口舌隔湿,及时吸唾,保持牙面干燥。 用光固化灯光照固化封闭剂。
6. 检查封闭情况、咬合情况,适当调𬌗。	递予医师咬合纸,必要时协助调𬌗,及时吸唾。

三、护理要点

1. 窝沟封闭的治疗与患儿的配合程度密切相关,隔湿效果直接影响封闭术的成败。

2. 治疗过程中护士应注意观察患儿口内唾液分泌情况,及时更换纱球,保持治疗区域的干燥。

四、术后宣教

1. 嘱家长定期带患儿复查(3 个月、半年或 1 年),观察窝沟封闭情况,如果发现脱落应重新封闭窝沟,注意保留病历。

2. 患儿及家长应掌握正确的刷牙方法,保持口腔卫生。

第二节　间隙保持器的护理常规

间隙保持器是指儿童牙齿过早缺失后,为了防止邻牙向缺牙部位倾斜和对𬌗牙伸长的一种装置,是用来保持缺失牙齿在牙列的间隙,保持继承恒牙的正常萌出。

一、适应证

适用于乳牙缺失。

二、间隙保持器印模制取的护理配合

(一) 术前健康教育

1. 向患儿及家长介绍有关间隙保持器的作用、相关知识、治疗步骤、治疗时间、预后,注意及时修正患者的过高要求。

2. 指导家长在治疗过程中正确鼓励患儿,若有需要可使用约束带固定患儿。

3. 指导患儿在治疗过程中不要用口呼吸,避免误吞冲洗液、碎屑及细小治疗器械。治疗过程中如有不适应举左手示意,不能随意讲话、转动头部及躯干,以防引起口腔及面部组织意外伤。

(二) 用物准备

一次性口腔检查盘、治疗用铺巾、漱口杯、吸唾管、托盘、水量器、藻酸盐印模材料、橡皮碗、调拌刀(图 1-3-2)。

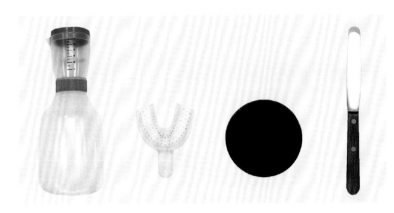

图 1-3-2 间隙保持器印模制取的用物

（三）间隙保持器印模制取的医护配合流程

医师操作流程	护士配合流程
1. 口腔检查。	递予医师探针、口镜以检查口腔情况。 指导患儿在治疗过程中不能随意讲话、转动头部及躯干。
2. 试托盘。	根据患儿的牙弓大小、牙齿形态选择合适的托盘递予医师。
3. 印模制取。	取适量藻酸盐印模材料于橡皮碗中，严格按比例调拌后上托盘递予医师，并计时。 模型制取过程中严格观察患儿的反应，进行相应的指导，协助吸唾。如患儿出现恶心症状，嘱其调节呼吸方法，用鼻吸气、嘴呼气以减轻不适反应。
4. 待材料凝固后取出托盘。	将印模登记，密封运送至灌模室，流动水下冲洗，消毒后灌模。

三、间隙保持器试戴与粘接的护理配合

（一）用物准备

一次性口腔检查盘、治疗用铺巾、口杯、吸唾管、车针、75%乙醇溶液棉球、棉球、高速牙科手机、低速直牙科手机、磨头、抛光轮、三用气枪、咬合纸、玻璃离子粘固粉、玻璃离子粘固剂、调拌本、调拌刀、推压器（图 1-3-3）。

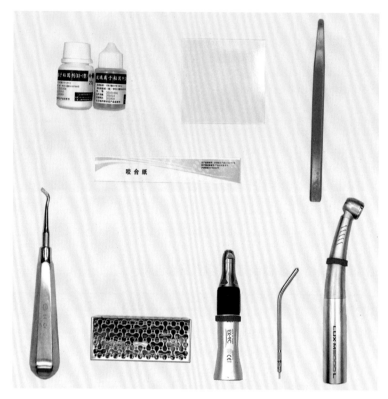

图 1-3-3　间隙保持器试戴与粘接的用物

（二）间隙保持器试戴与粘接的医护配合流程

医师操作流程	护士配合流程
1. 口腔检查。	递予医师探针、口镜以检查口腔情况。 指导患儿在治疗过程中不能随意讲话、转动头部及躯干，治疗过程中如有不适应举左手示意。
2. 试戴间隙保持器。	递予医师推压器，协助间隙保持器就位，协助暴露术区。
3. 调改。	递予医师咬合纸以检查咬合情况。 安装低速直牙科手机和磨头，协助用强吸管吸除粉末、碎屑。
4. 粘接。	用75%乙醇溶液棉球消毒间隙保持器。 递予医师棉球以隔湿。 按照水粉比例调拌玻璃离子，均匀涂抹在间隙保持器的粘接面后递予医师。
5. 检查并去除多余粘接剂。	递予医师探针、口镜，协助去除多余的粘接剂。

四、护理要点

1. 治疗前后应做好家长的解释工作，取得家长的同意和配合。治疗过程中与患儿进行良好的沟通，减轻或消除其紧张、恐惧心理，取得患儿的信任和合作。

2. 认真做好术前健康指导，防止误吞。禁止从患儿头面部传递器械，以防误伤。

3. 及时、准确配合医师治疗，尽可能缩短治疗时间。

五、术后宣教

1. 治疗后嘱患儿避免用患侧牙咀嚼硬食，避免咬合受力。注意口腔卫生，进食后漱口。

2. 嘱家长及患儿应定期复查，一般每半年常规检查 1 次。

3. 若出现保持器松脱、移位或恒牙萌出等现象，应及时复诊。

第三节　乳牙预成冠修复术的护理常规

乳牙预成冠修复分为乳前牙透明树脂冠和乳磨牙金属预成冠。乳前牙透明树脂冠是一种外壳透明，与牙齿形态相近的预成冠。内部中空以容纳树脂，修复后须去除冠套，因此并非严格意义上的预成冠修复技术。乳磨牙金属预成冠是采用不锈钢或镍铬合金制作的预成全冠覆盖牙冠的修复方法之一。

一、适应证

1. 乳前牙透明树脂冠适用于乳前牙多面洞；牙体大面积缺损，无法制备固位形的乳前牙残冠；牙髓治疗后的乳前牙；外伤后的乳前牙；乳前牙Ⅳ类洞。

2. 乳磨牙金属预成冠适用于大面积龋坏造成牙齿严重缺损；牙釉质发育不全，无法用树脂修复作为间隙保持器的固位体基牙的乳牙；牙髓治疗后的患牙。

二、乳磨牙金属预成冠修复术的护理配合

（一）用物准备

一次性口腔检查盘、治疗用铺巾、漱口杯、吸唾管、高速手机、各式车针、三用气枪、金属预成冠、金冠剪、75%乙醇溶液棉球、纱球，过氧化氢冲洗针、玻璃离子粘接粉、玻璃离子粘接液、专用量勺、调拌刀、玻璃板、强吸管（塑料）（图1-3-4）。

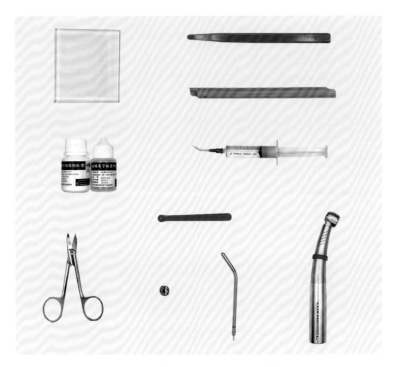

图 1-3-4 乳磨牙金属预成冠修复术的用物

（二）乳磨牙金属预成冠修复术的医护配合流程

医师操作流程	护士配合流程
1. 与患儿及家长讲解做冠的重要性及流程、做好患儿的心理疏导。	协助医师讲解治疗的主要过程，消除患儿的紧张情绪，降低治疗过程中患儿哭闹引起误吞的危险。嘱患儿家长协助扶住患儿头部。
2. 牙体预备。	及时吸唾，保持视野清晰，同时协助医师按压开口器以保护患儿口舌，避免涡轮机误伤。
3. 选择合适的金属预成冠。	协助医师选择预成冠。将试戴后不合适的冠放入污物杯，待重新消毒灭菌后备用。
4. 预成冠修整。	递予医师金冠剪，保护患儿眼睛以免被剪下的碎屑伤到眼睛，同时用污物杯接住碎屑。
5. 磨光颈缘，试戴，冲洗修整时损伤的牙龈，以达到止血、消毒的目的。	安装车针，用强吸管吸除磨下的碎屑，及时吸唾。
6. 清洁牙体和预成冠。	递予医师 75% 乙醇溶液小棉球。
7. 隔湿，准备粘接预成冠。	用三用气枪吹干预成冠，调拌玻璃离子粘接剂，均匀放入冠内，将牙冠以医师方便拿取的位置递予医师。

续表

医师操作流程	护士配合流程
8. 粘接后,用探针去除多余的粘接剂,嘱患儿咬住纱球20min,使预成冠与牙体更加贴合,使粘接剂充分分布于牙体。	及时吸唾,整理用物。

（三）护理要点

1. 医师在试冠时,协助医师暴露位置,拿取过程中注意误吞误吸。

2. 修整冠边缘时,注意保护患儿眼睛,防止碎屑溅入眼中。

3. 粘冠过程中协助医师充分隔湿,同时按压纱球以免误吞。

（四）术后宣教

1. 诊疗结束后,告知患儿及家属,刚粘上预成冠的前几天可能会有轻微不适感,属正常现象,预备牙体时有轻微损伤牙龈导致的出血也无大碍。

2. 嘱患儿咬住纱球20分钟以促进预成冠的粘接,如出现不适或脱落等情况应随时就诊。

三、乳前牙透明树脂冠修复术的护理配合

（一）用物准备

一次性口腔检查盘、治疗用铺巾、漱口杯、吸唾管、高速牙科手机、各式车针、三用气枪、棉球、金冠剪、充填器、自酸蚀粘接剂、小毛刷、光固化纳米树脂、光固化灯、刀柄、刀片、咬合纸、透明树脂冠(图1-3-5)。

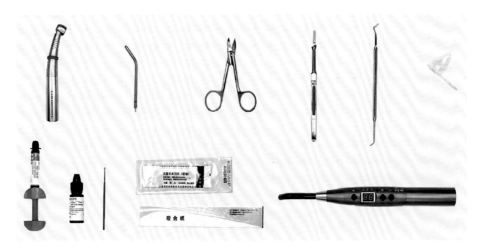

图1-3-5　乳前牙透明树脂冠修复术的用物

（二）乳前牙透明树脂冠修复术的医护配合流程

医师操作流程	护士配合流程
1. 向患儿及家长讲解做冠的重要性及流程,做好患儿的心理疏导。	协助医师讲解治疗的主要过程,消除患儿的紧张情绪,降低治疗过程中患儿哭闹引起误吞的危险。 嘱患儿家长协助扶住患儿头部。
2. 牙体预备。	及时吸唾(医师在预备前牙区域时,涡轮机的水容易流向口鼻外,注意吸唾时的方向调整)。 协助医师牵拉上唇,暴露牙体。
3. 选择合适型号的预成冠。	协助医师选择预成冠(由于前牙透明预成冠不可消毒灭菌,所以应尽量一次拿对型号,避免耗材)。
4. 预成冠修整、试戴、磨光颈缘。试戴合适后打孔,将树脂用充填器塞满整个预成冠。	递予医师金冠剪,注意保护患儿眼睛,协助医师充填树脂。
5. 隔湿,吹干牙面,涂粘接剂。	递予医师棉球以隔湿。 将蘸有自酸蚀粘接剂的小毛刷递予医师。 用光固化灯照射 10s。
6. 将注入充填材料的预成冠就位于牙冠,调整到最佳位置。	协助医师将预成冠就位。光固化灯照射,各角度都应充分固化。
7. 用探针将表面透明冠去除。必要时用刀片轻轻在透明冠上切出一条缝,再用探针勾出。	注意用棉球或纱球保护患儿口腔及唇部,避免划伤。
8. 调整咬合,抛光。	递予医师咬合纸以检查有无咬合高点。 及时吸唾,协助牵拉上唇。

（三）护理要点
1. 进行牙体预备时,要及时吸唾,注意保护患儿软组织,避免误伤。
2. 光固化时注意每一个粘接面应照射充分,避免影响粘接。

（四）术后宣教
1. 透明树脂冠修复所承受的咬合力相对较低,应避免咬硬物。
2. 如出现冠脱落、穿孔、炎症等情况时应及时就诊。

第四节　乳牙根管治疗术的护理常规

乳牙根管治疗术是指通过根管预备和药物消毒去除根管内的牙髓及感染

物质,然后用可吸收的材料填充根管,达到治疗的目的。根管治疗术是乳牙牙髓治疗的重要方法。

一、适应证

主要用于急慢性牙髓炎、牙髓坏死、根尖周炎等具有保留价值的乳牙。

二、乳牙根管治疗术初诊的护理配合

(一) 用物准备

一次性口腔检查盘、治疗用铺巾、漱口杯、吸唾管、开口器、小棉球、纱球、玻璃板、调拌刀、高速牙科手机、三用气枪、钻针架。

活髓牙:碘伏、棉签、麻醉剂、麻药注射器、麻药注射针头、失活剂(三聚甲醛)、磷酸锌水门汀(图 1-3-6)。

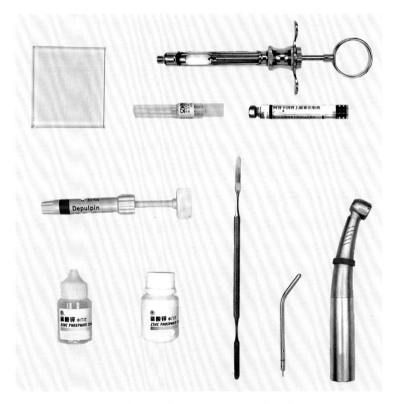

图 1-3-6　活髓牙根管治疗术初诊用物

死髓牙:拔髓针、双氧水冲洗针、生理盐水冲洗针、CP 小棉球、K 锉、磷酸锌水门汀(图 1-3-7)。

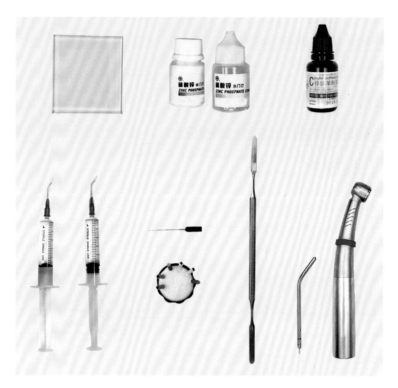

图 1-3-7　活髓牙根管治疗术初诊用物

（二）乳牙根管治疗术初诊的医护配合流程

医师操作流程	护士配合流程
1. 根据患儿的临床表现,下医嘱开具 X 线片拍摄以辅助诊断及治疗。	开 X 线片申请单,建档案。 对于不配合患儿协助影像科拍摄 X 线片。
2. 进行诊断,告知家长病情、治疗方案、预后。	告知家长治疗过程中可能发生的情况,需家长配合协助治疗。
3. 再次检查,核对牙位。	协助医师核对牙位。
4. 开髓,揭顶 （1）活髓牙:消毒黏膜,局部注射麻药,选择合适的车针揭髓顶,止血;髓腔内放置失活剂,暂封。 （2）死髓牙:揭髓顶,选择合适的拔髓针,清除髓腔内的坏死牙髓,冲洗根管,置 CP 小棉球于髓腔内,以水门汀暂封。	协助吸唾,及时暴露口腔局部。 协助按压开口器,暴露患儿口腔环境。 遵医嘱将医师所需用物递予医师。

（三）护理要点

1. 在治疗前注意与患儿的沟通,消除患儿及家长的紧张和恐惧心理。

2. 提前准备好治疗过程中的所需用物,避免中间补充用物时交叉感染。

3. 认真做好治疗前指导,嘱家长协助配合扶住患儿头部,以免患儿在治疗中受伤。

（四）术后宣教

1. 封药后的注意事项　嘱患儿0.5h内勿喝水、漱口、吃东西,以免影响暂封材料的固化,尽量避免用患侧咀嚼。如发现暂封材料脱落,应随时复诊,期间不适随诊。

2. 预约下次复诊时间　活髓牙封药一般间隔10~14天以上,死髓牙封药一般间隔1周复诊。

三、乳牙根管治疗术复诊的护理配合

（一）用物准备

一次性口腔检查盘、治疗用铺巾、漱口杯、吸唾管、三用气枪、高速手机、车针、纱球、小棉球、拔髓针、开口器、双氧水冲洗针、生理盐水冲洗针、镍钛针、根管预备仪、测量尺、马达头、K锉、EDTA润滑剂、调拌本、吸潮纸尖、根管充填糊剂、垂直加压器、磷酸锌水门汀、调拌刀、玻璃板、充填器械、光固化纳米树脂、自酸蚀粘接剂、小毛刷、光固化灯、咬合纸。

（二）乳牙根管治疗术复诊的医护配合流程

医师操作流程	护士操作流程
1. 调出初诊时的X线片、病历,确定牙位,检查暂封有无脱落,封药周边的牙龈情况。	协助医师打开患儿初诊的X线片。 协助安抚患儿情绪,交代治疗过程中的注意事项。
2. 去除暂封材料。	及时吸唾,暴露口腔环境,协助按压开口器,牵拉患儿舌头,以免涡轮机误伤。
3. 选择合适的拔髓针,清理根管,冲洗根管。	将冲洗针递予医师,及时吸唾。
4. 根管预备,冲洗针冲洗根管腔。	安装根管预备车针于马达头,与根管预备仪连接,及时吸唾。
5. 用纱球隔湿,用吸潮纸尖干燥根管。	及时吸唾,协助医师按压纱球,暴露牙位。隔湿,准备递予医师根管充填糊剂。
6. 向根管内挤入根管充填糊剂,后用小棉球挤压使之充分填满根管。	协助医师擦拭挤压后多余的根充糊剂,准备调磷酸锌水门汀垫根管口。

续表

医师操作流程	护士操作流程
7. 磷酸锌水门汀垫根管口。	调拌磷酸锌水门汀。
8. 用高速手机修整髓腔,树脂充填,修复牙冠。	及时吸唾,准备适量充填材料,协助光固化。
9. 调殆,修整。	及时吸唾,递咬合纸。

（三）护理要点

1. 做好治疗前指导,嘱家长协助配合扶住患儿头部,以免患儿在治疗中受伤。

2. 检查各器械的安全性能,避免在操作中出现误伤、误吞。

（四）术后宣教

1. 告知患儿及家长,根管治疗术前几天可能会有轻度不适感,属正常现象。

2. 治疗后避免咀嚼硬物,以免充填物脱落或牙裂,感觉不适时随时就诊。

3. 定期检查牙齿,一般建议儿童每半年检查一次。

4. 患儿应掌握正确的刷牙方法,做到有效刷牙。

第五节　根尖诱导成形术的护理常规

根尖诱导成形术是指牙根未完全形成之前发生牙髓严重病变或根尖周炎症的年轻恒牙,在控制感染的基础上,用药物及手术方法保存根尖部的牙髓或使根尖周组织沉积硬组织,促使牙根继续发育和根尖形成的治疗方法。

一、适应证

1. 牙髓症状已波及根髓,而不能保留或不能全部保留根髓的年轻恒牙。

2. 牙髓坏死或并发根尖周炎症的恒牙。

二、根尖诱导成形术的护理配合

（一）根尖诱导成形术初诊的护理配合

1. 用物准备　一次性口腔检查盘、治疗用铺巾、漱口杯、吸唾管、车针、高速手机、三用气枪、纱球、开口器、活髓牙(三聚甲醛、磷酸锌水门汀暂封)、死髓牙(拔髓针、冲洗针、CP 小棉球、磷酸锌水门汀暂封)(图 1-3-8,图 1-3-9)。

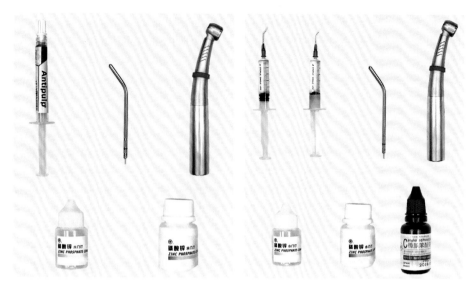

图 1-3-8　活髓牙治疗用物　　　　图 1-3-9　死髓牙治疗用物

2. 根尖诱导成形术初诊的医护配合流程

医师操作流程	护士配合流程
1. 术前拍 X 线片，了解根尖周及牙根发育情况，帮助确定牙根长度。	协助医师建立患儿拍片档案，并做好相关解释工作。
2. 结合患儿临床表现及 X 线片结果，确定治疗方案，并告知患儿及家长治疗的流程及预后。	根据医师确定的方案协助做好解释工作，安抚患儿情绪等。
3. 安抚患儿情绪，安装合适的车针，开髓，揭髓顶，备洞。	协助医师按压开口器，暴露局部，及时吸唾。
4. 封药 （1）活髓牙：局部止血后，封三聚甲醛失活剂，临时封药，用湿润小棉球修整。 （2）死髓牙：选择合适的拔髓针，拔除和清理坏死牙髓；用冲洗针冲洗髓腔内的感染物，用纱球隔湿；置入 CP 小棉球，暂封；用湿润小棉球修整。	活髓牙：协助做好隔湿，递予医师适量三聚甲醛置入髓腔，调拌暂封材料。 死髓牙：递予医师要求型号的拔髓针；递予医师冲洗针，及时吸唾；递予医师 CP 小棉球，调拌暂封材料。
5. 检查暂封材料及咬合情况。	整理用物，并交代好注意事项，健康宣教，预约下次复诊时间。

（二）根尖诱导成形术复诊的护理配合

1. 用物准备　一次性口腔检查盘、治疗用铺巾、漱口杯、吸唾管、车针、高速牙科手机、三用气枪、纱球、开口器、拔髓针、生理盐水、双氧水、一次性冲洗针、根管锉、根管预备车针、吸潮纸尖、根尖诱导糊剂、无菌小棉球、暂封材料（水门汀）等（图1-3-10）。

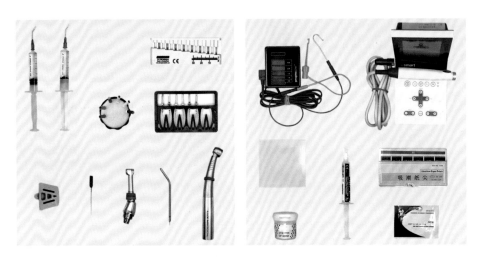

图1-3-10　根尖诱导成形术的用物

2. 根尖诱导成形术复诊的医护配合流程

医师操作流程	护士配合流程
1. 检查口内暂封物有无脱落。	准备用物。
2. 安抚好患儿后,安装合适的车针,去除暂封材料。	协助医师按压口舌,避免误伤,及时吸唾。
3. 选择合适型号的拔髓针,清理根管内的残留和坏死牙髓,用冲洗针冲洗根管腔。选择合适的根管预备器械进行根管预备,冲洗。	遵医嘱递予医师合适型号的拔髓针。 递予医师冲洗针,及时吸唾。 递予医师相应的根管预备器械、润滑剂。 递予医师冲洗针,及时吸唾。
4. 口内操作流程 （1）口底隔湿,用三用气枪吹干局部,用吸潮纸尖干燥髓腔。 （2）向髓腔内放置根尖诱导糊剂,置无菌小棉球于髓腔（防止暂封物挤入髓腔后堵塞根管口）。 （3）用水门汀暂封,用湿润小棉球修整。	协助医师按压隔湿纱球,递予医师吸潮纸尖。 递予医师根尖诱导糊剂、数个无菌小棉球。 调拌水门汀材料,递予医师湿润小棉球修整。

三、护理要点

1. 治疗过程中注意与患儿沟通，减轻或消除其紧张、恐惧心理。
2. 术中传递器械时防止误伤、误吞。

四、术后宣教

1. 嘱患儿家长勿即刻给予进食，应间隔 0.5h 以上，以免造成暂封材料脱落。

2. 根尖诱导术是一个长疗程的治疗方法，需多次反复就诊，每间隔 1 个月、3 个月、半年复诊一次，并拍 X 线片观察牙根发育情况，请患儿及家长做好相关病历的保存。

3. 可能在治疗后 2~3 天内有轻微不适，属治疗后的正常反应。如有严重不适，应及时复诊。

第六节　年轻恒牙活髓切断术的护理常规

年轻恒牙活髓切断术是在局部麻醉下去除冠方牙髓组织，用活髓保存剂覆盖牙髓创面以保存根部正常牙髓组织的方法。

一、适应证

1. 年轻恒牙龋源性、外伤性或机械性露髓。
2. 不能行直接盖髓术者。
3. 年轻恒牙牙髓感染局限于冠髓而根髓尚未受到侵犯的冠髓炎。

二、年轻恒牙活髓切断术的护理配合

（一）用物准备

一次性口腔检查盘、治疗用铺巾、漱口杯、吸唾管、碘伏棉球、麻醉剂、麻药注射器、麻药注射针头、纱球、无菌小棉球、生理盐水小棉球、生理盐水冲洗针、开口器、车针、高速手机、三用气枪、iRoot BP、盖髓玻璃离子、橡皮障布、橡皮障环、橡皮障架、橡皮障钳、橡皮障固定楔线、打孔器、眼科剪、牙线、充填器械、光固化纳米树脂、自酸蚀粘接剂、小毛刷、光固化灯、护目镜、咬合纸（图 1-3-11）。

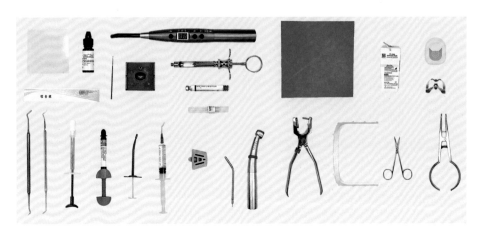

图 1-3-11 年轻恒牙活髓切断术的用物

（二）年轻恒牙活髓切断术的医护配合流程

医师操作流程	护士配合流程
1. 告知患儿及家长,确定治疗方案,取得家长配合及同意,并告知此项治疗方案需要局部注射麻药,以减轻患儿在治疗过程中的疼痛。	协助医师讲解治疗方案,询问患儿有无药物过敏史,有无进食,避免空腹注射,签署治疗同意书。
2. 局部消毒,注射麻药。	协助医师牵拉口角、口舌,避免患儿误伤,及时吸唾。
3. 放置橡皮障。	递予医师橡皮障,并协助安装,安抚患儿,消除其恐惧紧张心理,及时吸唾。
4. 安装车针,备洞,清除龋坏组织。对于意外露髓即刻清洗窝洞,如有出血可用生理盐水小棉球止血,轻压牙髓创面止血。	及时吸唾,暴露术野。递予医师生理盐水小棉球
5. 置盖髓剂,iRoot BP 进入牙髓,光固化玻璃离子护髓。	递予医师材料,协助光固化。
6. 常规充填树脂,调𬌗。	准备充填材料、器械,光固化灯照射。及时吸唾,注意保护口舌,以免误伤。
7. 卸橡皮障。	递予医师橡皮障钳。

三、护理要点

1. 注射麻药时,协助制动患儿头部及两手,以防进针时造成误伤。
2. 注射器应尽量避开患儿视线,以免造成患儿恐惧紧张。

四、术后宣教

1. 告知患儿及家长术后 2~3 天内可能会有轻度不适,属正常现象。

2. 为确保牙髓切断术的成功率,术后2周内避免进食过热过冷食物刺激牙髓。

3. 如果出现严重咬合痛和自发痛,应随时就诊。

第七节 氟保护剂治疗术的护理常规

涂氟防龋是国际上公认的有效方法,氟保护剂是含有低浓度有机氟的淡黄色液体涂料,涂在牙齿表面能形成涂膜,可以长期停留在牙齿表面,并不断地向牙齿缓慢、持续地释放氟离子,从而阻止酸的侵蚀,使牙齿再矿化,变得坚固,达到长期有效防龋和脱敏的作用。

一、适应证

氟保护剂治疗术适用于有牙本质敏感症的牙齿,牙齿容易或已经矿化的患儿。有口腔溃疡的儿童应暂缓使用。有过敏、哮喘病史者不宜使用。

二、氟保护剂治疗术的护理配合

(一)用物准备

1. 常规用物 一次性口腔检查盘、治疗用铺巾、漱口杯、吸唾管、护目镜、三用气枪、慢速手机、小毛刷。

2. 治疗材料 牙膏、氟保护剂、剂量标示贴(图1-3-12)。

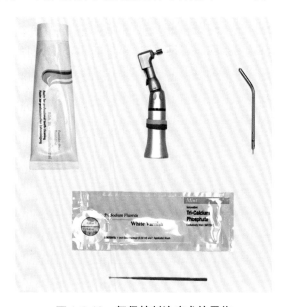

图1-3-12 氟保护剂治疗术的用物

（二）氟保护剂治疗术的医护配合流程

医师操作流程	护士配合流程
1. 治疗前准备,做好患儿的心理护理。	引导患儿坐上牙椅,向患儿讲解治疗的主要过程,减轻患儿的焦虑情绪。 嘱患儿轻轻漱口,清洁牙齿。
2. 清洁牙面。	安装抛光毛刷于慢速手机上。 准备适量抛光牙膏于治疗盘中,及时吸唾。
3. 涂氟,用三用气枪吹干牙齿上的唾液,将氟保护剂涂抹在牙齿表面。	根据患儿的年龄大小以及牙齿的数量决定使用剂量,将氟保护剂的剂量标示贴贴在治疗盘上。 协助医师将氟保护剂涂抹在牙面上。

三、护理要点

1. 涂氟保护剂治疗前要清洁牙齿。
2. 涂抹的剂量按照患儿的年龄和牙齿的数量决定。

四、术后宣教

1. 涂氟后 0.5h 内暂不饮食。
2. 治疗后 4~6h 内避免刷牙或使用牙线。

第八节　不合作患儿束缚下口腔治疗的护理常规

在临床上常有因为恐惧、焦虑、不安等因素不能主动配合治疗的患儿。为了保障患儿的安全,在征求家长同意后,采用强制性方法(如束缚板)控制患儿四肢和头部的运动,从而完成治疗。在不合作患儿束缚下治疗的过程中,护理工作的重点是在配合完成治疗的同时,避免误伤、误吞、误吸等情况的发生。

一、适应证

适用于不能主动配合完成治疗,无全身性疾病的患儿。

二、不合作患儿束缚下口腔治疗护理配合

（一）用物准备

1. 常规用物　一次性口腔检查盘、治疗用铺巾、漱口杯、吸唾管、护目镜、避污膜、三用气枪、高速牙科手机、低速牙科手机、一次性冲洗针。

2. 治疗材料（视治疗方案准备材料）　光固化纳米树脂、粘接剂、根管充填糊剂、暂封材料（如氧化锌、玻璃离子）、失活剂、咬合纸、双氧水、生理盐水、吸潮纸尖、磷酸锌水门汀。

3. 常规器械（视治疗方案准备器械）　车针、小毛刷、瓷粉充填器、雕刻刀、除光器、根管预备马达仪、马达头、镍钛针、拔髓针、开口器（塑料/铁）。

4. 束缚用物　束缚板、包布。

（二）不合作患儿束缚下口腔治疗的护理配合

1. 安抚患儿，了解患儿的全身情况，向家长交待束缚过程中的注意事项，在取得同意及配合后开始治疗。

2. 将口腔治疗椅调至平卧的状态，将包布平铺在治疗椅上，束缚板压着包布放在治疗椅上面。

3. 嘱患儿脱去外衣，以避免在治疗的过程中患儿哭闹、大量出汗，摘下身上的装饰品，以免装饰品误伤患儿。

4. 让患儿平躺在束缚板上，肩膀与上端平齐，用包布包裹四肢并将尼龙扣互相粘连。家长站在患儿的头部上方固定其头部，并且患儿可以看见家长，从而减少其不安情绪，增强患儿的安全感。

5. 将开口器放置于患儿磨牙间，治疗过程中用手扶住开口器的固定位置防止误吞，防止在操作过程中误伤。

6. 操作过程中除了要配合医师治疗外，还应时刻观察患儿的情况（注意观察面色、瞳孔、口腔）防止误吞、窒息、误伤的情况发生。

7. 治疗结束后，用纸巾擦拭患儿的头部和身体上的汗液，并且协助患儿更换衣物，避免着凉。

8. 协助患儿从治疗椅下来，防止坠椅的情况发生。

三、护理要点

1. 束缚前应了解患儿的全身情况，如有癫痫、无汗型的外胚发育不全综合征、白血病等全身性疾病，不建议在束缚下完成治疗。

2. 治疗过程中保持器械的清洁，并将牙科小器械与材料放置于不同区域，以方便取用，同时也避免了器械混乱带入口内造成误吞。

3. 要求患儿在治疗操作前4h禁食禁水，防止操作过程中发生呕吐，造成误吸。

4. 束缚患儿前嘱患儿摘掉项链、项圈等饰品，避免患儿在治疗过程中哭闹时，颈部的饰品勒住患儿颈部引起窒息。包裹患儿的包布不可过紧，以成人的手掌可以伸入粘好的搭扣中为宜。

5. 束缚过程中注意动作轻柔，不可用力按压或以反方向拉扯患儿四肢，以防骨折发生。

6. 注意固定患儿的头部,避免患儿在治疗过程中突然大幅度摆动,造成黏膜及软组织的损伤。

7. 患儿完成治疗后,注意保护患儿,防止患儿哭闹时发生坠椅。

第四章

口腔黏膜病激光治疗术的护理常规

激光治疗术对于口腔黏膜病患者的溃疡面具有良好的止痛作用,能在短时间内消除患者的痛苦。它克服了传统局部用药受口腔环境干扰的特点,能加速溃疡愈合,不损伤其他黏膜组织,使用方便、安全。

一、适应证

适用于口腔黏膜病,如口腔扁平苔藓、白斑、口腔黏膜溃疡等。

二、口腔黏膜病激光治疗的护理配合

(一) 用物准备
一次性口腔检查盘、治疗用铺巾、漱口杯、吸唾管、激光治疗仪、口腔激光管、护目镜、棉签、纱球等。

(二) 口腔黏膜病激光治疗的医护配合流程

医师操作流程	护士操作流程
1. 向患者告知病情,给出治疗方案,减轻患者的心理负担。	协助医师讲解病情,使患者及家属更加清楚地了解治疗方案。
2. 在患者了解了自己的病情并同意接受治疗的前提下,准备治疗,并告知患者激光治疗的具体流程及预后。	准备好用物,激光治疗仪开机并根据病情调好对应数据后跟医师确认频率是否正确,套上激光管预防交叉感染,戴护目镜,戴手套并协助患者戴护目镜,安抚患者,减轻患者的紧张情绪。
3. 确认治疗所需的频率后开始治疗。	激光治疗过程中,及时吸唾,并用棉签或纱球协助医师暴露治疗面,保持术野清晰、干燥。密切观察患者,询问有无不适。
4. 局部上药(视患者情况而定)。	根据医嘱准备用药。
5. 治疗结束后,处方,交代药物用法用量。	整理用物,更换避污膜,做好清洁消毒工作。预约复诊时间。患者拿药后,逐个讲解用法用量,并交代注意事项。

三、护理要点

1. 治疗前做好医、护、患的眼睛防护,佩戴护目镜。

2. 治疗时注意协助医师暴露术野,防止激光灼伤黏膜。

3. 口腔黏膜病患者由于病程长,多有焦虑心理,应做好患者的心理护理。

四、术后宣教

1. 告知患者药物的用法用量及注意事项。

2. 叮嘱激光治疗术后上药的患者 0.5h 内勿饮水漱口,以免降低药物的作用时间。

3. 口腔黏膜病患者情绪较为焦虑,应安抚患者,减轻患者的心理焦虑。

第五章

口腔修复治疗护理常规

第一节 贴面修复的护理常规

贴面是采用粘接技术,对牙齿表面缺损、着色牙、变色牙和畸形牙等,在保存活髓、少磨牙或不磨牙的情况下,用复合树脂、全瓷等修复材料直接或间接粘接覆盖,以恢复牙体正常形态和改善色泽的一种修复方法。

一、适应证

1. 牙体部分缺损　牙面缺损、前牙切缘缺损、大面积浅表缺损等。
2. 牙体颜色异常　四环素牙、氟牙症、牙釉质发育不全、钙化不全牙、变色牙等。
3. 牙体形态异常　过小牙、畸形牙等。
4. 牙列异常　舌侧错位等。
5. 其他　如前牙间隙过大等。

二、贴面修复的护理配合

(一) 用物准备

1. 常规用物　一次性口腔检查盘、治疗用铺巾、口杯、吸唾管、棉球、75%乙醇溶液棉球、三用气枪、高速牙科手机、低速弯牙科手机、低速直牙科手机、光固化灯、棉签、护目镜、塑料拉钩、相机、比色板、抛光膏。
2. 局麻用物　碘伏棉签、麻药注射器及注射针头、麻醉剂。
3. 牙体预备用物　贴面预备车针、排龈器械、排龈线、排龈膏、眼科剪、盐酸肾上腺素(图 1-5-1)。
4. 取模用物　托盘、计时器、水量器、调拌刀、橡皮碗、藻酸盐印模材料、硅橡胶注射器、聚醚印模材料、聚醚硅橡胶调和机、咬合记录硅橡胶材料、硅橡胶注射枪及一次性混合头、光固化纳米树脂、充填器械(图 1-5-2)。

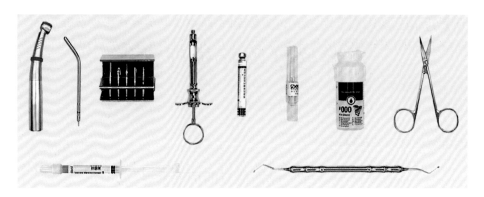

图 1-5-1　牙体预备用物

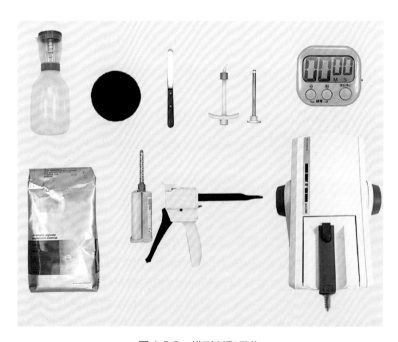

图 1-5-2　模型制取用物

5. 粘接用物 洁治器、牙线、咬合纸、磨头、橡皮轮、咬合纸辅助夹、排龈线、排龈器、酸蚀剂、5%氢氟酸及中和粉、95%乙醇溶液浸泡盒,牙本质处理剂、牙本质粘接剂、牙釉质粘接剂、硅烷预处理剂、小毛刷、调拌刀、调拌纸、避光盒、光固化树脂材料及催化剂、邻面金刚砂条(图 1-5-3,图 1-5-4)。

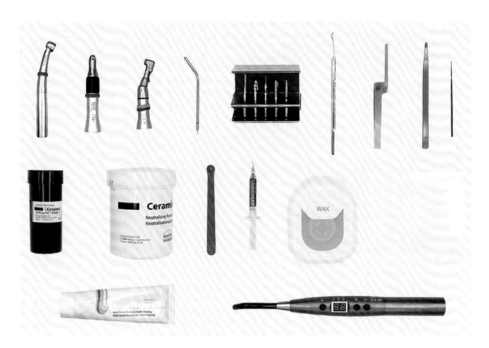

图 1-5-3 贴面粘接用物

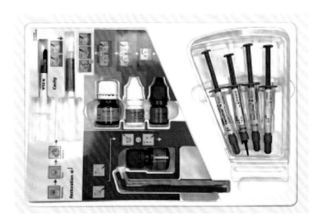

图 1-5-4 贴面粘接材料

（二）贴面牙体预备的医护配合流程

医师操作流程	护士配合流程
1. 治疗前准备 （1）询问病史，向患者交代治疗计划、步骤、费用等相关事项。 （2）活髓牙需麻醉患者应询问有无心脏病、高血压、糖尿病及药物过敏史。 （3）麻醉：局部浸润麻醉或阻滞麻醉。	准备患者 X 线片，协助讲解治疗的主要过程，指导患者就座并调节灯光。 递予医师碘伏棉签以消毒麻醉区域。 遵医嘱准备麻醉剂及合适长度的针头，检查注射器是否严密，核对麻醉剂的名称、浓度、剂量、有效期及患者姓名等，确认无误后抽取麻药递予医师。
2. 牙体预备 （1）唇面预备。 （2）邻面预备。 （3）切缘预备。 （4）龈缘预备。	协助牵拉口角、压舌体、吸唾。 及时调节光源，为医师提供清晰的操作视野。 根据医师需要及时更换车针。
3. 排龈　用排龈刀将排龈线轻柔压入龈沟内。	取合适长度和粗细的排龈线，用镊子将排龈线置于预备体颈部，递予医师排龈刀，必要时递予眼科剪，协助医师剪掉多余的排龈线。 遵医嘱准备盐酸肾上腺素棉条递予医师，以达到止血并减少龈沟液分泌的目的（或递予医师排龈膏，协助计时、吸唾）。
4. 预备体精修和抛光。	协助吸唾、调节光源。

（三）印模制取的医护配合流程

医师操作流程	护士配合流程
1. 5~10min 后取出排龈线，观察排龈效果。	递予医师排龈器，协助吸唾。
2. 选取托盘并教会患者如何配合模型制取。	根据患者牙弓大小、形态等选择合适的托盘递予医师，协助医师教会患者配合模型的制取。
3. 制取工作模型，待印模材料凝固后取出托盘。	调拌聚醚印模材料。 向硅橡胶注射器内注入少量聚醚印模材料，持注射器的工作端递予医师。 由非工作端向工作端缓慢注入聚醚印模材料直至充满整个托盘，接过注射器，同时手握托盘柄的远端将托盘递予医师。计时，将牙椅复位。 模型制取过程中密切观察患者的反应，进行相应的指导，协助吸唾。如患者出现恶心症状，嘱其低头，以鼻吸气、口呼气减轻不适反应。 用清水冲洗印模，喷洒消毒剂，将其静置 30min 后密闭保存。

续表

医师操作流程	护士配合流程
4. 制取对颌模型。	根据合适的水粉比例调拌藻酸盐印模材料,凝固后取下,将其密闭运送至灌模室进行消毒及灌模。
5. 制取咬合记录,用咬合记录硅橡胶材料注射于患牙及邻牙的𬌗面(包含患牙的 3~4 个牙位),嘱患者处于正中咬合状态,1min 后取出。	准备咬合记录的硅橡胶材料,安装混合头递予医师。协助计时,保存咬合记录。
6. 制作临时贴面,视情况用光固化纳米树脂制作临时贴面。	遵医嘱准备适量光固化纳米树脂,递予医师充填器械,协助光固化 20s。
7. 比色。	递予医师比色板,在自然光线下协助患者对照镜子比色。 必要时用塑料拉钩牵拉口角拍照。
8. 填写设计单。	协助患者漱口,擦净面部,整理用物。 核对模型与加工设计单。

(四) 贴面粘接的医护配合流程

医师操作流程	护士配合流程
1. 去除临时贴面材料,清洁牙面。	递予医师洁治器以去除临时贴面材料,及时吸唾。
2. 试戴贴面。	根据需要递予医师相应用物,检查邻接关系时递予医师牙线,检查咬合关系时递予医师咬合纸。
3. 试戴就位后,调改咬合。	安装长柄磨头、橡皮轮递予医师以对贴面进行调改、抛光。 协助用强吸管吸引粉尘、碎屑。
4. 试色 (1) 粘接材料颜色的选择,选择后将试色糊剂涂抹于贴面的组织面处。 (2) 试戴,颜色匹配后,取下贴面,清洁牙面及贴面,并吹干。	协助医师挑选合适颜色的材料,将试色糊剂涂抹于贴面的组织面,递予医师并记录。 试色完毕后,清洁牙面,冲洗时及时吸唾。
5. 贴面的处理。	用 5%氢氟酸酸蚀贴面的组织面,60s 后用三用气枪加压冲洗 30s 后吹干,将其放置于 95%乙醇溶液浸泡盒,超声振荡 3min 后吹干。 取硅烷偶联剂(④液)于避光盒中,用小毛刷蘸取均匀涂抹在贴面的组织面 60s,吹干。 涂抹牙釉质粘接剂(③液),吹匀。

续表

医师操作流程	护士配合流程
6. 牙面处理 （1）预备体的清洁。	递予医师低速弯牙科手机,安装抛光杯,蘸取抛光膏递予医师清洁牙面。
（2）排龈。	准备排龈线、排龈器。
（3）隔湿邻牙:用水胶布隔湿邻牙。	准备合适长度的水胶布递予医师。
（4）酸蚀基牙粘接区表面:酸蚀 30～60s 后加压冲洗 30s,吹干,基牙呈白垩色即酸蚀合格。	递予医师酸蚀剂,协助记录酸蚀时间,协助吸唾。
（5）牙面处理:棉卷隔湿,牙本质处理剂（①液）处理牙面 15s,吹匀;牙本质粘接剂（②液）处理牙面 10s,吹干,牙釉质粘接剂（③液）处理牙面,吹匀。	依次准备①、②、③液于避光盒中,用小毛刷蘸取分别递予医师。
7. 粘接及固化 （1）粘接就位:将涂好树脂粘接剂的贴面覆盖在牙面上,施压就位。	遵医嘱选取所需颜色的适量光固化树脂和催化剂于调拌纸上,严格按照 1:1 的比例调配,调匀后用探针均匀涂抹于贴面组织面。将贴面按照医师方便拿取的方向摆放在手心递予医师就位。
（2）光固化:采用分区光固化法逐步进行固化,先初固化 2～3s,用小毛刷清除边缘区多余的粘接材料。	递予医师小毛刷,以去除贴面边缘多余的粘接材料,协助初步光固化 2～3s。
（3）用牙线清除邻面多余的粘接材料。	递予医师探针、牙线以去除各面多余的粘接材料。
（4）用金刚砂条抛光邻面。	递予医师邻面金刚砂条。
（5）完全固化各部位 20s。	协助光固化,使颊舌侧、近中、远中各个面都达到照射时间。
8. 调𬌗、抛光。	安装高速手机及车针,递予医师咬合纸,协助吸唾。 安装低速弯牙科手机、抛光杯,蘸取抛光膏递予医师抛光,协助吸唾。

三、护理要点

1. 操作过程中及时使用强吸及弱吸吸引管吸净酸蚀剂,避免灼伤患者黏膜。

2. 氢氟酸属于强酸,使用中应避免接触患者及医护人员,冲洗后的液体放入中和粉剂后再处理。

3. 熟练操作流程,反复同医师核对患者的牙位、粘接顺序、粘接剂颜色、比例,避免混淆。

4. 贴面形态微小,传递过程中应避免掉落。

5. 树脂材料对光敏感,应现用现取,及时遮光。

四、术后宣教

1. 告知患者贴面粘接后 2～3 天,牙齿可能出现冷热敏感,避免进食过冷过热的食物,敏感现象一般 1～2 周消失。若症状明显严重,请及时复诊。

2. 注意口腔清洁,学会使用牙线清洁邻面。

3. 嘱患者避免用患牙咬硬物,如甘蔗、骨头、肉干、花生等。避免过多进食有色食品,以防贴面着色。

4. 定期复诊。

第二节　嵌体修复的护理常规

嵌体是一种嵌入牙体内部,用以恢复牙体缺损的形态和功能的修复体,或冠内固位体。

一、适应证

1. 各种牙体缺损已涉及牙尖、切角、边缘嵴以及面,不能使用一般材料充填修复者。

2. 因牙体缺损的邻接不良或食物嵌塞严重,需恢复邻面接触点者。

3. 牙体有缺损,但仍存在较大体积的健康牙体组织,可以为嵌体提供足够抗力者。

4. 根管治疗后(视具体情况而定)。

二、嵌体修复的护理配合

(一) 用物准备

1. 常规用物　一次性口腔检查盘、治疗用铺巾、口杯、吸唾管、棉球、75%乙醇棉球、三用气枪、高速牙科手机、低速牙科手机、光固化灯、棉签、护目镜、塑料拉钩、相机、比色板。

2. 局麻用物　碘伏棉签、麻药注射器及注射针头、麻醉剂。

3. 牙体预备用物　金刚砂车针(图 1-5-5)。

4. 取模用物　托盘、计时器、水量器、调拌刀、橡皮碗、硅橡胶注射器、聚醚印模材料、藻酸盐印模材料、聚醚硅橡胶调和机、咬合记录硅橡胶材料、硅橡胶注射枪及混合头(图 1-5-6,图 1-5-7)。

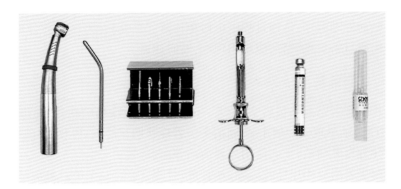

图 1-5-5　嵌体预备用物

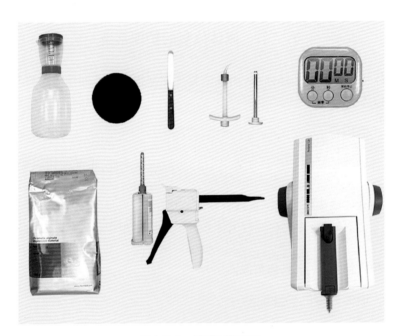

图 1-5-6　模型制取用物

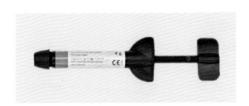

图 1-5-7　临时嵌体材料

5. 粘接用物　光固化树脂粘接材料、洁治器、牙线、咬合纸、长柄磨头、橡皮轮、抛光膏、酸蚀剂、5%氢氟酸及中和粉、95%乙醇溶液浸泡盒，牙本质处理剂、牙本质粘接剂、牙釉质粘接剂、硅烷预处理剂、小毛刷、调拌刀、调拌纸、避光盒、光固化树脂材料及催化剂。

（二）嵌体牙体预备的医护配合流程

医师操作流程	护士配合流程
1. 治疗前准备	
（1）询问病史，告知患者治疗计划、步骤、费用等相关事项。	准备患者的X线片，协助医师讲解治疗的主要过程。指导患者就座，调节灯光。
（2）活髓牙需麻醉患者应询问有无心脏病、高血压、糖尿病及药物过敏史等。	递予医师碘伏棉签以消毒麻醉区域。
（3）麻醉：局部浸润麻醉或阻滞麻醉。	遵医嘱准备麻醉剂及合适长度的针头，检查注射器是否严密，核对麻醉剂的名称、浓度、剂量、有效期及患者姓名等，确认无误后抽取麻药递予医师。
2. 牙体预备	
（1）𬌗面洞型的预备。	协助牵拉口角、压舌体、吸唾。
（2）邻面洞型的预备。	及时调节光源，保持术野清晰。
（3）洞型修整及洞缘斜面的预备。	根据医师需要及时更换车针。

（三）印模制取的医护配合流程

医师操作流程	护士配合流程
1. 选取托盘并教会患者如何配合模型制取。	根据患者牙弓大小、形态等选择合适的托盘递予医师。协助医师教会患者配合模型的制取。
2. 制取工作模型	
（1）冲洗基牙并吹干。	调拌聚醚印模材料。
（2）将细部印模材料放入基牙间隙及颈缘。	向硅橡胶注射器内注入少量聚醚印模材料，持注射器的工作端递给医师。
（3）将装入基部印模材料的托盘放入患者口内。	由非工作端向工作端缓慢注入聚醚印模材料直至充满整个托盘，接过注射器，同时手握托盘柄的远端将托盘递予医师。计时，将牙椅复位。
（4）待印模材料凝固后取出托盘。	模型制取过程中密切观察患者的反应，进行相应的指导，协助吸唾。如患者出现恶心症状，嘱其低头，以鼻吸气、口呼气减轻不适。用清水冲洗印模，喷洒消毒剂，将其静置30min后密闭保存。

续表

医师操作流程	护士配合流程
3. 制取对颌模型。	根据合适的水粉比例调拌藻酸盐印模材料,待其凝固后取下,将其密闭运送至灌模室进行消毒及灌模。
4. 制取咬合记录,用咬合记录硅橡胶材料注射于患牙及邻牙的𬌗面(包含患牙的3~4个牙位),嘱患者处于正中咬合状态,1min 后取出。	准备咬合记录硅橡胶材料,安装混合头递予医师,计时。
5. 制作临时嵌体,将光固化复合树脂材料覆盖于预备体𬌗面上。	准备适量光固化复合树脂材料,递充填器予医师,协助光固化20s。
6. 比色。	递予医师比色板,在自然光线下协助患者对照镜子比色。 必要时用塑料拉钩牵拉口角拍照。
7. 填写设计单。	协助患者漱口,擦净面部,整理用物。 核对模型与加工设计单。

（四）嵌体粘接的医护配合流程

医师操作流程	护士配合流程
1. 去除临时嵌体材料,水气冲洗基牙。	递予医师洁治器以去除临时嵌体材料,协助吸唾。
2. 试戴嵌体。	根据需要递予医师相应用物,检查邻接关系时递予医师牙线,检查咬合关系时递予医师咬合纸。
3. 试戴就位后,调改咬合。	安装长柄磨头、橡皮轮递予医师以对嵌体进行调改、抛光。 协助用强吸管吸引粉尘。
4. 试色 (1) 选择粘接材料的颜色,将试色糊剂涂抹于嵌体的组织面处。 (2) 试戴:颜色匹配后,取下修复体,清洁牙面及嵌体,并吹干。	协助医师挑选合适颜色的材料,将试色糊剂涂抹于嵌体的组织面,递予医师。 试色完毕,清洁牙面,冲洗时及时吸唾。
5. 嵌体的处理。	用5%氢氟酸酸蚀嵌体的组织面,60s 后用三用气枪加压冲洗30s 后吹干,将其放置于95%乙醇溶液浸泡盒,超声振荡3min 后吹干。 取硅烷偶联剂(④液)于避光盒中,小毛刷蘸取均匀涂抹在嵌体的组织面60s,吹干。 涂抹牙釉质粘接剂(③液),吹匀。

续表

医师操作流程	护士配合流程
6. 牙面处理 (1) 预备体的清洁。	递予医师低速弯牙科手机,安装抛光杯,蘸取抛光膏递予医师清洁牙面。
(2) 隔湿邻牙:用水胶布隔湿邻牙。	准备合适长度的水胶布予医师。
(3) 酸蚀基牙粘接区表面:酸蚀30~60s后加压冲洗30s,吹干,基牙呈白垩色即酸蚀合格。	递予医师酸蚀剂,协助记录酸蚀时间,协助吸唾。依次准备①、②、③液于避光盒中,用小毛刷蘸取分别递予医师。
(4) 牙面处理:棉卷隔湿,牙本质处理剂(①液)处理牙面15s,吹匀;牙本质粘接剂(②液)处理牙面10s,吹干,牙釉质粘接剂(③液)处理牙面,吹匀。	
7. 粘接及固化 (1) 粘接就位:将涂好树脂粘接剂的嵌体覆盖在牙面上,施压就位。	遵医嘱选取所需颜色的适量光固化树脂和催化剂于调拌纸上,严格按照1:1的比例调配,调匀后用探针均匀涂抹于嵌体组织面。将嵌体按照医师方便拿取的方向摆放在手心递予医师就位。
(2) 光固化:采用分区光固化法逐步进行固化,先初固化2~3s,用小毛刷清除边缘区多余粘接材料。	递予医师小毛刷,以去除嵌体边缘多余的粘接材料,协助初步光固化2~3s。
(3) 用牙线清除邻面多余的粘接材料。 (4) 金刚砂条抛光邻面。 (5) 完全固化各部位20s。	递予医师探针、牙线以去除各面多余的粘接材料。递予医师邻面金刚砂条。协助光固化,使颊舌侧、近中、远中各个面都达到照射时间。
8. 调𬌗、抛光。	安装高速手机及车针,递予医师咬合纸,协助吸唾。安装低速弯牙科手机、抛光杯,蘸取抛光膏递予医师,协助吸唾。

三、护理要点

1. 注射麻药前询问病史、过敏史等,注射后观察患者反应。

2. 操作过程及时吸唾并调整光源。

3. 嘱患者制取印模时正确配合:用鼻吸气,口呼气,头微低,减轻印模时的会厌反射,以防呕吐。

4. 操作过程中及时使用强吸及弱吸吸引管吸净酸蚀剂,避免灼伤患者黏膜。

5. 氢氟酸属于强酸,使用中应避免接触患者及医护人员,冲洗后的液体放入中和粉剂后再处理。

6. 树脂材料对光敏感,应现用现取,及时遮光。

四、术后宣教

1. 告知患者嵌体粘接后如若出现疼痛多为牙髓受到刺激引起的过敏性疼痛,一般可逐渐缓解消失。如果疼痛持续或嵌体使用一段时间后再出现疼痛应及时到医院复诊。

2. 保持口腔卫生,早中晚刷牙,并且使用牙间隙刷、牙线或冲牙器等清洁邻面。

3. 勿咀嚼过硬过黏的食物,如麦芽糖、骨头等,以免引起嵌体折裂或脱落。

4. 定期复诊,不适随诊。

第三节 冠类修复的护理常规

全冠是用牙科材料制作的覆盖全部牙冠的修复体,用来修复缺损牙齿的形态、功能和美观。根据其结构和使用材料的不同,主要分为金属全冠、非金属全冠、混合全冠。金属全冠主要是铸造金属全冠,非金属全冠分为树脂全冠和全瓷冠,混合全冠分为金属烤瓷全冠和树脂-金属混合全冠。本节以金属烤瓷全冠为例介绍医护配合流程。

一、适应证

1. 龋洞或牙体缺损较大,充填材料无法获得足够的固位力而易脱落者。
2. 需要加高或恢复咬合者。
3. 有夜磨牙习惯、牙冠重度磨耗、牙本质过敏者。
4. 需要做固定义齿的固位体或可摘局部义齿的基牙者。

二、冠类修复的护理配合

(一) 牙体预备及临时冠制作的护理配合

1. 用物准备

(1) 常规用物:一次性口腔检查盘、治疗用铺巾、口杯、吸唾管、三用气枪、高速牙科手机、护目镜、凡士林棉签等。

(2) 牙体预备用物:金刚砂车针、咬合纸、必要时备局部麻醉用物。

(3) 排龈用物:排龈线、排龈刀(或者排龈膏)、眼科剪、盐酸肾上腺素。

(4) 印模制取用物:藻酸盐印模材料、托盘、水量器、橡皮碗、调拌刀、聚醚印模材料、聚醚硅橡胶混合机、一次性混合头、硅橡胶注射器。

(5) 制取咬合记录用物:硅橡胶咬合记录材料及混合枪、一次性混合头。

（6）制作临时冠用物：四分之一托盘、临时牙树脂材料及混合枪、一次性搅拌头、临时牙粘接材料、调拌纸、调拌刀、低速直牙科手机。

（7）其他用物：磨头、棉卷、75%乙醇溶液棉球、棉球、比色板、相机、塑料拉钩、镜子（图1-5-8）。

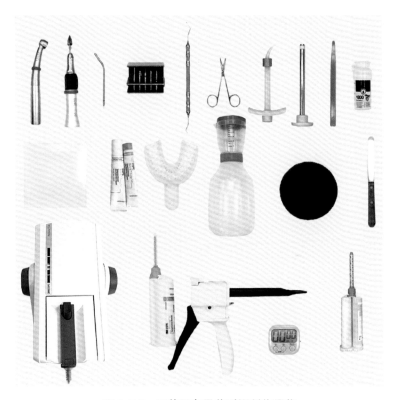

图 1-5-8　牙体预备及临时冠制作用物

2. 牙体预备及临时冠制作的医护配合流程

医师操作流程	护士配合流程
1. 治疗前准备 （1）询问病史，向患者交代治疗计划、步骤、费用等相关事项。 （2）活髓牙需麻醉，应询问患者有无心脏病、高血压、糖尿病及药物过敏史。 （3）麻醉：局部浸润麻醉或阻滞麻醉。	准备患者 X 线片，协助医师讲解治疗的主要过程，指导患者就座并调节灯光。 递予医师碘伏棉签以消毒麻醉区域。 遵医嘱准备麻药及合适长度的针头，检查注射器是否严密，核对麻药的名称、浓度、剂量、有效期及患者姓名等，确认无误后抽取麻药递予医师。

医师操作流程	护士配合流程
2. 牙体预备 （1）粭面预备。 （2）颊舌面预备。 （3）邻面预备。 （4）肩台预备。 （5）精修完成。	安装高速牙科手机，根据医师操作习惯更换车针。 协助牵拉口角、压舌体，及时吸唾，保持医师视野清晰。
3. 排龈　用排龈刀将排龈线轻柔压入龈沟内。	取合适长度和粗细的排龈线，用镊子将排龈线置于预备体颈部，递予医师排龈刀，必要时递予眼科剪，协助医师剪掉多余的排龈线。 遵医嘱准备盐酸肾上腺素棉条递予医师，以达到止血并减少龈沟液分泌的目的。
4. 制取工作模型 （1）选取托盘并教会患者如何配合模型制取。 （2）用硅橡胶注射器在预备体边缘及周围组织注满聚醚材料。 （3）将注满材料的托盘放入患者口内就位。 （4）待印模材料凝固后取出托盘。	根据患者牙弓大小、形态等选择合适的托盘递予医师，协助医师教会患者配合模型的制取。 向硅橡胶注射器内注入少量聚醚印模材料，持注射器的工作端递予医师。 由非工作端向工作端缓慢注入聚醚印模材料直至充满整个托盘，接过注射器，同时手握托盘柄的远端将托盘递予医师。记录放入患者口内的时间，调整椅位为直立位。 模型制取过程中密切观察患者的反应，进行相应的指导，协助吸唾。如患者出现恶心症状，嘱其调节呼吸方法，用鼻吸气、嘴呼气以减轻不适反应。 用清水冲洗印模，喷洒消毒剂，将其静置30min后密闭保存。
5. 制取对颌模型。	根据合适的水粉比例调拌藻酸盐印模材料，凝固后取下，密闭运送至灌模室进行消毒及灌模。
6. 制取咬合记录，用咬合记录硅橡胶材料注射于患牙及邻牙的粭面（包含患牙的3~4个牙位），嘱患者处于正中咬合状态，1min后取出。	准备咬合记录硅橡胶材料，安装混合头递予医师，协助计时。
7. 制作临时冠 （1）牙体预备前，如牙冠完整可直接在口内制取藻酸盐印模作为成形牙模。 （2）牙体预备后将注满临时冠材料的印模放入口内就位，待材料凝固后取出。	选择合适的四分之一托盘调拌藻酸盐印模材料递予医师，将制取好的印模放置在塑料袋内保湿备用。 牙体预备后，将临时冠材料安装到混合枪上递予医师，注入到备用牙模，在口内就位，凝固后取出。

续表

医师操作流程	护士配合流程
8. 临时冠调磨。	安装低速直牙科手机和磨头,传递咬合纸,协助医师调改临时冠咬合高度。 临时冠调磨时,协助用强吸管吸除粉末。
9. 临时冠粘接。	将调改好的临时冠用 75% 乙醇溶液棉球消毒后吹干。 调拌临时冠粘接材料,均匀涂在临时冠边缘内壁,递予医师口内就位。 递予医师探针以及时取出多余的粘接材料。
10. 比色。	递予医师比色板,在自然光线下协助患者对照镜子比色。

（二）冠修复试戴及粘接的护理配合

1. 用物准备　一次性口腔检查盘、治疗用铺巾、口杯、吸唾管、三用气枪、低速直牙科手机、脱冠器、咬合纸、咬合纸辅助夹、牙线、磨头、棉卷、75%乙醇溶液棉球、调拌刀、调拌纸、光固化玻璃离子水门汀、洁治器、镜子（图 1-5-9）。

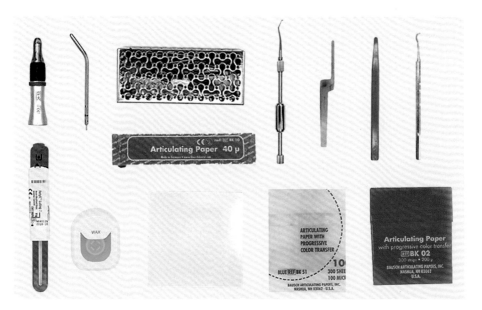

图 1-5-9　试戴与粘接用物

2. 冠修复试戴及粘接的医护配合流程

医师操作流程	护士配合流程
1. 取下临时冠,清洁基牙。	拧紧脱冠器后递予医师去除临时冠,协助吸唾。
2. 试戴	
(1) 检查修复体的就位、咬合。	安装低速直牙科手机及磨头,将100μm咬合纸夹持在咬合纸辅助夹上递予医师检查咬合。在医师调磨时协助用强吸管吸除粉末。
(2) 检查修复体的邻接。	准备40μm咬合纸及牙线递予医师,用手指轻压修复体,协助医师检查邻间隙。 安装抛光轮递予医师。
(3) 抛光修复体。	关闭治疗灯,递予患者镜子。协助医师判断修复体的形态、颜色、半透明性。
(4) 判断修复体、颜色、半透明性等。	
3. 修复体粘接	
(1) 消毒吹干预备体。	用75%乙醇溶液棉球消毒修复体。
(2) 预备体周围隔湿。	递予医师棉卷。
(3) 粘接。	严格按照比例调拌光固化玻璃离子水门汀,用调拌刀将粘接剂均匀涂布于修复体内冠递予医师。
(4) 就位,检查冠边缘。	修复体就位后递予医师探针,确认已完全就位。
4. 去除修复体周围残留的粘接材料。	待材料完全凝固后递予医师洁治器和牙线,及时用75%乙醇溶液棉球擦除器械上的材料,随时做好预清洁。

三、护理要点

1. 操作前应用凡士林棉签润滑患者口唇,避免因长时间的口镜牵拉引起患者不适,同时也便于清除制取印模过程中黏附在口唇周围的残留聚醚材料。

2. 对于高血压、心脏病患者应禁用盐酸肾上腺素。

3. 置于托盘上的聚醚硅橡胶和藻酸盐材料应适量,以免患者因材料过多产生咽喉反应,而材料过少则影响模型的制取。

4. 试冠过程中应避免患者体位过仰。如冠不慎脱落口内后,嘱其不要闭嘴,避免做吞咽动作,防止发生误吸、误咽。

四、术后宣教

(一) 戴临时冠宣教

1. 临时冠主要用于保护基牙,暂时填补缺牙位置,并防止患牙的对颌牙伸长及相邻牙齿向缺隙倾倒。临时冠不能承受过大的咬合力量,患者戴临时冠期间应避免进食过硬过黏的食物。

2. 活髓牙在牙体预备后容易出现牙齿敏感现象,嘱患者应避免进食过冷过热等对牙髓有刺激的食物。如果牙齿出现剧烈疼痛,应及时就诊。

3. 保持口腔卫生,餐后刷牙,尤其注意患牙区的清洁。

4. 如果临时牙脱落或松动,应及时与医师联系。

（二）冠修复粘接后宣教

1. 避免食用过硬食物,如骨头、坚果等,以免咬硬物时伤及对颌牙,或出现崩瓷现象,影响美观。

2. 注意保持口腔卫生,学会正确使用牙线的方法,必要时使用牙间隙刷、冲牙器等辅助工具,以保证牙周组织健康。

3. 定期复查,一般半年至一年复查一次。如感觉不适或出现松动等异常,应及时就诊。

第四节　桩核冠修复的护理常规

桩核冠是修复大面积牙体缺损的一种常见修复方式。当剩余的牙体组织高度不足,无法形成足够的全冠固位形时,通常需要桩核为最终全冠修复体提供支持和固定,即桩核冠。根据材料不同分金属桩、陶瓷桩、纤维桩。制作核的材料有金属、银汞合金、复合树脂、陶瓷。冠可根据不同牙位、不同核而选择不同材料的全冠。本节以纤维桩树脂核制作为例,介绍桩核冠修复牙体预备的护理配合。

一、适应证

1. 临床牙冠大部分缺损,完善根管治疗后,剩余牙体无足够的固位条件,直接充填后无法提供冠修复体固位力者。

2. 临床牙冠重度缺损,断面达龈下,但牙根有足够长度且完善根管治疗后,经冠延长术或牵引术后暴露断面以下至少 1.5mm 的根面高度,磨牙未暴露根分叉者。

3. 前牙错位牙、扭转牙没有条件做正畸治疗者。

4. 畸形牙直接预备固位形不良者。

二、桩核冠修复牙体预备的护理配合

（一）用物准备

1. 常规用物　一次性口腔检查盘、治疗用铺巾、口杯、吸唾管、棉球、75%乙醇溶液棉球、三用气枪、高速牙科手机、低速弯牙科手机、生理盐水、一次性冲洗器、光固化灯、棉签、护目镜、塑料拉钩、相机、比色板。

2. 制作纤维桩树脂核用物　金刚砂车针、根管预备纤维钻针、测量尺、纤维桩、吸潮纸尖、树脂粘接剂、混合机、一次性搅拌头、胶囊激活器、胶囊输送器、延长头、小毛刷、自酸蚀粘接剂、光固化树脂材料、瓷粉充填器、雕刻刀、光固化灯等(图 1-5-10,图 1-5-11)。

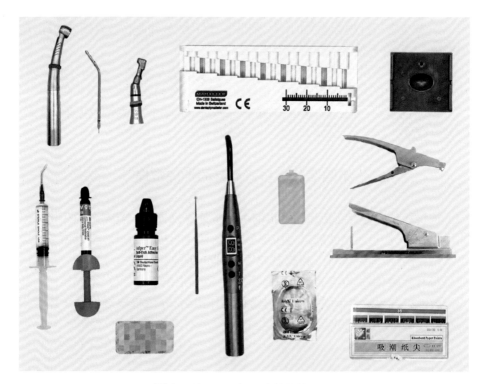

图 1-5-10　制作纤维桩树脂核用物

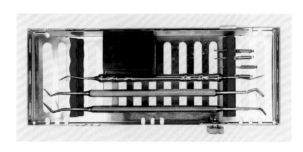

图 1-5-11　桩冠预备器械盒

3. 取模用物　托盘、计时器、水量器、调拌刀、橡皮碗、硅橡胶注射器、聚醚印模材料、藻酸盐印模材料、聚醚硅橡胶调和机、咬合记录硅橡胶材料、硅橡胶注射枪及混合头。

4. 制作临时冠用物　四分之一托盘、临时牙树脂材料及混合枪、一次性搅拌头、临时牙粘接材料、调拌纸、调拌刀、低速直牙科手机、咬合纸（图1-5-12）。

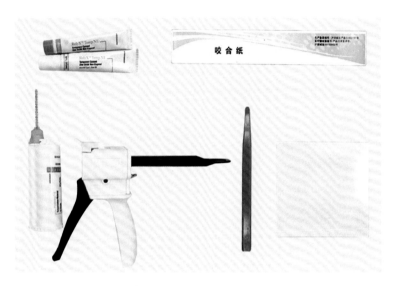

图 1-5-12　临时冠制作用物

（二）桩核冠修复牙体预备的医护配合流程

医师操作流程	护士配合流程
1. 治疗前准备　告知患者桩冠修复的原因预后效果，征得患者同意。	准备用物，指导患者就座。
2. 去除旧有充填体及龋坏组织，对剩余牙体组织进行预备。	安装高速牙科手机及车针，及时调整光源和吸唾，给予患者心理护理以减轻其心理焦虑。
3. 根管预备　测量根管长度，使用相应型号的纤维钻，根据根管长度、直径、外形预备出所要求的根管外形。	递予医师测量尺、相应型号的纤维钻针。
4. 试纤维桩。	准备与根管形态相适应的纤维桩，试用合适后将纤维桩消毒待用。
5. 根管消毒　用生理盐水反复冲洗根管后，用75%乙醇溶液棉球消毒根管。	递予医师生理盐水冲洗器，及时吸唾。递予医师75%乙醇溶液棉球。
6. 用吸潮纸尖干燥根管。	递予医师相应型号的吸潮纸尖。

续表

医师操作流程	护士配合流程
7. 粘接及充填	
（1）粘接:将树脂粘接剂注入根管内,将纤维桩插入,光固化灯照射 20s 使其固化。	激活树脂粘接剂,通过混合机混合 15s 后连接一次性延长头,再将粘接剂安装于输送器,按压三下后递予医师。注射并放入纤维桩后,光固化灯照射 20s,使其固化。
（2）涂抹自酸蚀粘接剂,光固化灯照射 10s。用纳米树脂进行充填,制作纤维树脂核,并恢复其原有外形。	递予医师蘸有自酸蚀粘接剂的小毛刷,光照 10s。准备适量树脂材料,递予医师充填器,分层光照固化,各层光照 20s。
8. 牙体精修预备,必要时排龈。	协助吸唾,调节光源。遵医嘱准备排龈用物。
9. 制取工作模型	
（1）选取托盘并教会患者如何配合模型制取。	根据患者牙弓大小、形态等选择合适的托盘递予医师,协助医师教会患者配合模型的制取。
（2）用注射器在患牙预备体边缘及周围组织注满聚醚材料。	向硅橡胶注射器内注入少量聚醚印模材料,持注射器的工作端递予医师。
（3）将注满材料的托盘放入患者口内就位。	由非工作端向工作端缓慢注入聚醚印模材料直至充满整个托盘,接过注射器,同时手握托盘柄的远端将托盘递予医师。记录放入患者口内的时间,调整椅位为直立位。 模型制取过程中密切观察患者的反应,进行相应的指导,协助吸唾。如患者出现恶心症状,嘱其调节呼吸方法,用鼻吸气、嘴呼气以减轻不适反应。
（4）待印模材料凝固后取出托盘。	用清水冲洗印模,喷洒消毒剂,将其静置 30min 后密闭保存。
10. 制取对颌模型。	根据合适的水粉比例调拌藻酸盐印模材料,凝固后取下密闭运送至灌模室进行消毒及灌模。
11. 制取咬合记录 将咬合记录硅橡胶材料注射于患牙及邻牙的殆面(包含患牙的 3~4 个牙位),嘱患者处于正中咬合状态,1min 后取出。	准备咬合记录硅橡胶材料,安装混合头递予医师,协助计时。

续表

医师操作流程	护士配合流程
12. 制作临时冠 （1）牙体预备前，如牙冠完整可直接在口内制取藻酸盐印模作为成型牙模。 （2）牙体预备后将注满临时冠材料的印模放入口内就位，待材料凝固后取出。	选择合适的四分之一托盘调拌藻酸盐印模材料递予医师，将制取好的印模放置在塑料袋内保湿备用。 牙体预备后，将临时冠材料安装到混合枪上递予医师注入到备用牙模，口内就位，凝固后取出。
13. 临时冠调磨。	安装低速直牙科手机和磨头，递予医师咬合纸，协助医师调改临时冠咬合高度。 临时冠调磨时，协助医师用吸引管吸除粉末。
14. 临时冠粘接。	将调改好的临时冠用75%乙醇溶液棉球消毒后吹干。 调拌临时冠粘接材料，均匀涂在临时冠边缘内壁递予医师于口内就位。 递予医师探针，及时取出多余的粘接材料。
15. 比色。	递予医师比色板，在自然光线下协助患者对照镜子比色。

桩核冠粘接的医护配合同冠类修复，具体内容参见本章第三节。

三、护理要点

1. 树脂材料对光敏感，应现用现取，及时遮光。
2. 传递纤维桩及纸尖时注意无菌干燥，以防预后和粘接效果。

四、术后宣教

1. 临时冠主要用于保护基牙，暂时填补缺牙位置，并防止患牙的对颌牙伸长及邻牙向缺隙倾倒。临时冠并不能承受过大的咬合力量，患者戴临时冠期间应避免进食过硬过黏的食物。

2. 活髓牙在牙体预备后容易出现牙齿敏感现象，嘱患者应避免进食过冷过热等对牙髓有刺激的食物。如果牙齿出现剧烈疼痛，应及时就诊。

3. 桩核冠粘接后应避免食用过硬食物，如骨头、坚果等，以免咬硬物时伤及对颌牙，或出现崩瓷现象，影响美观。

4. 注意保持口腔卫生,学会正确使用牙线的方法,必要时使用牙间隙刷、冲牙器等辅助工具,以保证牙周组织健康。

5. 定期复查,一般半年至一年复查一次。如感觉不适或出现松动等异常,应及时就诊。

第五节　固定义齿修复的护理常规

固定义齿是修复牙列中一个或几个缺失牙的修复体,主要以缺牙间隙两端或一端的天然牙作为基牙(类似桥基),在基牙上制作义齿的固位体,并与人工牙连成一个整体,通过粘固剂将义齿粘固于基牙上,患者不能自行取下,也称固定桥。

一、适应证

1. 适合少数牙缺失的修复,或少数牙的间隔修复。

2. 基牙在预备后有足够的固位形来满足固位体的固位要求,并且各基牙间要有共同就位道。

3. 缺失区的咬合关系基本正常,对颌牙无伸长,邻牙无倾斜。

4. 拔牙后 3 个月创口完全愈合,牙槽嵴吸收基本稳定。

5. 口腔卫生状况良好,无牙石。

6. 剩余牙齿情况良好,无牙周疾病及牙齿松动。

二、固定桥牙体预备的护理配合

(一) 用物准备

1. 常规用物　一次性口腔检查盘、治疗用铺巾、口杯、吸唾管、三用气枪、高速牙科手机、护目镜、凡士林棉签等。

2. 牙体预备用物　金刚砂车针、咬合纸、必要时备局部麻醉用物。

3. 排龈用物　排龈线、排龈刀(或排龈膏)、眼科剪、盐酸肾上腺素。

4. 印模制取用物　藻酸盐印模材料、托盘、水量器、橡皮碗、调拌刀、聚醚印模材料、聚醚硅橡胶混合机、一次性混合头、硅橡胶注射器、计时器。

5. 制取咬合记录用物　硅橡胶咬合记录材料及混合枪、一次性混合头。

6. 制作临时冠用物　四分之一托盘、临时牙树脂材料及混合枪、一次性搅拌头、临时牙粘接材料、调拌纸、调拌刀、低速直牙科手机。

7. 其他用物　磨头、棉卷、75%乙醇溶液棉球、棉球、比色板、相机、塑料拉钩、镜子。

（二）牙体预备的医护配合流程

医师操作流程	护士配合流程
1. 治疗前准备 （1）询问病史,告知患者治疗计划、步骤、费用等相关事项。 （2）活髓牙需麻醉,应询问患者有无心脏病、高血压、糖尿病及药物过敏史,是否在月经期,有无进食等。 （3）麻醉:局部浸润麻醉或阻滞麻醉。	准备患者 X 线片,协助医师讲解治疗的主要过程,指导患者就座并调节灯光。 递予医师碘伏棉签以消毒麻醉区域。 遵医嘱准备麻药及合适长度的针头,检查注射器是否严密,核对麻药的名称、浓度、剂量、有效期及患者姓名等,确认无误后,抽取麻药递予医师。
2. 牙体预备 （1）殆面预备。 （2）轴面预备。 （3）精修完成。	安装高速牙科手机,根据医师的操作习惯更换车针。 协助牵拉口角、压舌体,及时吸唾,保持医师视野清晰。
3. 排龈 用排龈刀将排龈线轻柔压入龈沟内,并用肾上腺素小棉球压迫止血。	取合适长度和粗细的排龈线,用镊子将排龈线置于预备体颈部,递予医师排龈刀,必要时递予眼科剪以协助医师剪掉多余的排龈线。 遵医嘱备盐酸肾上腺素小棉球递予医师,以达到止血并减少龈沟液分泌的目的。
4. 制取工作模型 （1）选取托盘并教会患者如何配合模型制取。 （2）用注射器在患牙预备体边缘及周围组织注满聚醚材料。 （3）将注满材料的托盘放入患者口内。 （4）待印模材料凝固后取出托盘。	根据患者牙弓大小选取合适的托盘递予医师,协助医师教会患者配合模型的制取。 向硅橡胶注射器内注入适量聚醚印模材料递予医师。 由非工作端向工作端缓慢注入聚醚印模材料直至充满整个托盘,接递注射器,同时手握托盘柄的远端将托盘递予医师。计时,将牙椅复位。模型制取过程中密切观察患者的反应,进行相应的指导,协助吸唾。如患者出现恶心症状,嘱其低头,鼻吸气、口呼气以减轻不适。 用清水冲洗印模,喷洒消毒剂,静置 30min 后密闭保存。

续表

医师操作流程	护士配合流程
5. 制取对颌模型。	根据合适的水粉比例调拌藻酸盐印模材料,凝固后取下密闭运送至灌模室进行消毒及灌模。
6. 制取咬合记录　用咬合记录硅橡胶材料注射于患牙及邻牙的𬌗面(包含患牙的3~4个牙位),嘱患者处于正中咬合状态,1min后取出。	准备咬合记录硅橡胶材料,安装混合头递予医师,并计时。
7. 制作临时桥 (1) 牙体预备前,如牙冠完整可直接在口内制取藻酸盐印模作为成型牙模。 (2) 牙体预备后将注满临时冠材料的印模放入口内就位,待材料凝固后取出。	选择四分之一托盘调拌藻酸盐印模材料递予医师,将制取好的印模放置在塑料袋内保湿备用。 牙体预备后,安装临时冠材料混合枪递予医师注入到备用牙模,在口内就位,凝固后取出。
8. 临时桥调磨。	安装低速直牙科手机和磨头,递予医师咬合纸,协助医师调改临时桥的咬合高度。
9. 临时冠粘接。	将调改好的临时桥用75%乙醇溶液棉球消毒后吹干。 调拌临时冠粘接材料,均匀涂在临时桥内递予医师在口内就位。 递予医师探针,去除多余的粘接材料。
10. 比色。	递予医师比色板,在自然光线下协助患者对照镜子比色。

三、固定桥试戴及粘接的护理配合

(一) 用物准备

一次性口腔检查盘、治疗用铺巾、口杯、吸唾管、三用气枪、低速直牙科手机、脱冠器、咬合纸、咬合纸辅助夹、牙线、磨头、隔湿棉卷、75%乙醇溶液棉球、调拌刀、调拌纸、玻璃离子水门汀、量勺、洁治器、镜子(图1-5-13)。

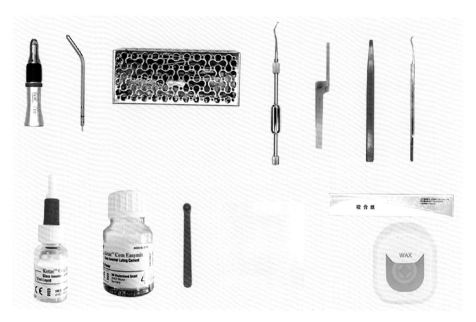

图 1-5-13　固定桥试戴及粘接的用物

（二）固定桥粘接的医护配合流程

医师操作流程	护士操作流程
1. 用持针器或脱冠器取下临时桥，并去除粘接剂。	遵医嘱递予医师持针器或脱冠器，递予医师洁治器并协助去除牙面的粘接剂。
2. 试戴固定桥体。	将固定桥用 75% 乙醇溶液棉球消毒并吹干，按照口内就位方向递予医师。
3. 检查邻接，并根据需要进行调整。	准备 40μm 薄咬合纸、牙线递予医师以检查固定桥邻接。 安装低速直牙科手机，修整磨石、抛光轮。调磨过程中用强吸管吸除粉尘，并嘱患者勿注视。牙线检查邻接时配合医师固定住修复体。
4. 检查咬合，并根据需要进行调整，然后抛光完成。	遵医嘱准备合适厚度的咬合纸及咬合纸辅助夹。
5. 判断固定桥的形态、颜色、半透明性等。	关闭治疗灯，递予患者镜子，与医师、患者共同判断固定桥的形态、颜色、半透明性等。
6. 粘固固定桥 （1）消毒吹干预备体。 （2）隔湿棉卷隔湿。 （3）粘接。	备 75% 乙醇溶液棉球、隔湿棉卷。 消毒固定桥体并吹干，用牙线系在桥体邻牙之间并预留一定长度。严格按照比例调拌水门汀，用调拌刀将粘接剂适量均匀地涂于固定桥的粘接面，按照口内安装的方向，用左手递予医师，右手拉好牙线一端就位后松开牙线嘱患者咬稳，计时5min，注意预清洁。
7. 去除桥体周围多余的粘接材料。	递予医师洁治器，协助医师去除多余的粘接材料。
8. 再次检查咬合及邻接。	递予医师咬合纸再次检查咬合，用牙线检查邻接。

四、护理要点

1. 活髓牙预备时,每次冲水吹气、用酒精棉球消毒等任何刺激牙齿的操作,在操作前都应提醒患者会有不适,准备温漱口水。

2. 固定桥修复牙体预备时间较长,医师停止操作时嘱患者闭口休息、活动关节,或使用开口器缓解支撑长时间的张口疲劳。

3. 用牙线检查邻接时,应协助医师压紧桥体,以防因为桥体移动引起判断错误。

4. 粘接材料应现配现用,避免变质影响粘接效果,涂布时避免将粘接材料沾在桥体底部,递予医师时应避免手接触到涂有粘接剂的一面。

5. 系在桥体的牙线应预留足够长度,清洁桥底粘接剂时以方便拉扯。

6. 粘接剂凝固过程中嘱患者咬紧棉卷,以防粘接剂固化前移位,导致粘接不贴合。

五、术后宣教

1. 嘱患者 24h 内不要使用含有酒精成分的漱口水漱口,以防酒精影响粘接剂的固化。

2. 24h 后即可使用修复体,使用过程中勿咬过硬、过黏、韧性较大的食物。

3. 嘱患者注意口腔清洁,教会患者使用牙线、冲牙器等清洁牙间隙及桥体底部。

4. 嘱患者定期复诊,间隔时间为半年至一年。

5. 如果修复牙体出现自发痛、松动、脱落、红肿等不适应及时就诊。

第六节 CAD/CAM 椅旁修复的护理常规

CAD/CAM 椅旁修复即计算机辅助设计(computer aided design,CAD)和计算机辅助制作(computer aided manufacture,CAM)技术,简称 CAD/CAM,是将光电子技术、微机信息处理及自控机械加工技术用于制作修复体的方式。在牙体预备后,由光电探测系统采集光学印模,经微机信息处理,并指挥自动铣床制作修复体。

一、适应证

1. 适应于多种修复体制作,如嵌体、高嵌体、嵌体冠、贴面、全冠等。

2. 想要节省时间,追求快速修复的患者。

3. 对口腔异物较为敏感不能配合传统取模者。

二、CAD/CAM 椅旁修复的护理配合

（一）用物准备

1. 机器准备　提前将系统开机进入待机状态。
2. 常规用物　一次性口腔检查盘、治疗用铺巾、吸唾管、口杯、三用气枪。
3. 排龈用物　排龈膏、排龈线、排龈器、眼科剪。
4. 止血用物　盐酸肾上腺素、小棉球等。
5. 建立档案

（1）打开软件。

（2）点击"添加新患者"填入相应的患者及医师信息后，左键单击添加新病例，进入新病例建立界面。

（3）选择适应证，根据患者自身所适应的修复类型进行选择，并选择设计模式、所选材料、厂家，最后选择并核对确认牙位后点击取像。

（二）数字印模扫描的医护配合流程

医师操作流程	护士配合流程
1. 用排龈线或排龈膏排开牙龈，需暴露清晰的预备体边缘，阻止龈沟液的渗出。	递予医师排龈器械和排龈线，告知患者排龈过程中的轻微疼痛和不适属正常现象。 协助吸唾，保持预备体周围干燥。
2. 止血　用盐酸肾上腺素棉球压迫止血，或使用有止血效果的排龈膏进行止血。	根据出血的面积大小递予医师适当大小的盐酸肾上腺素小棉球或棉条，注意无菌操作避免污染（或递予医师排龈膏）。
3. 止血时可先扫描对颌非工作模型。	将扫描仪摄像头按照其在口内的扫描方向递予医师（注意绕开患者的头面部）。 吸净唾液，用三用气枪吹干取像区域，协助医师牵拉可能阻挡扫描视野的口内软组织部分。 随时吸唾，嘱患者用鼻呼吸，以免口呼气影响影像质量。
4. 去除预备体周围止血排龈药物，用水气冲洗，吹干，观察止血效果，止血成功后扫描工作模型。	协助吸唾，保持预备体周围干燥，用三用气枪轻吹预备体使其干燥、边缘清晰，并将预备体前后扫描区域吹干。
5. 嘱患者正中咬合，将扫描头伸入口内颊侧扫描咬合关系。	患者牙齿咬合之前吸除口内唾液，嘱患者扫描过程中保持固定正确的咬合关系，勿变动。
6. 进行自动合成设计修复体。	嘱患者漱口，在自然光线下比色。

（三）修复体的切削制作

1. 保存已设计好的数字模型,连接机器与研磨设备。

2. 核对患者和医师资料,准备对应材料,确保瓷块及瓷块大小无误。

3. 点击页面上的"启动研磨"（启动研磨前确保研磨仪器的舱门处于关闭状态）,研磨仪定位静止后,根据页面提示换相应型号的车针,插入相应瓷块并确保瓷块固定稳固,关闭舱门点击确定。观察研磨仪是否正常运行。

4. 进行修复体的染色、上釉,烧结完成。

三、护理要点

1. 扫描前确保机器预热完成,否则难以呈像。如果室内湿度过高,应确保每天开机 2h 以上。

2. 在传递扫描仪摄像头的过程中,应确保医师接稳后才可松手,以免滑落损坏或砸伤患者。

3. 扫描过程中应保持扫描区域干燥及边缘清晰。

4. 扫描过程中应尽量多暴露所需扫描区域,避免软组织遮挡镜头。

5. 扫描过程中嘱患者勿用口呼气,以免摄像头起雾,影响呈像。

6. 扫描咬合时应监督患者咬稳不动,以免取错咬合影响精准度。

7. 操作前应在机器的键盘、鼠标、把手、摄像头手柄等易直接接触的区域贴防护膜,避免交叉感染。

8. 取像之后应立即按照以下步骤对摄像头套筒进行严格消毒

（1）使用消毒湿巾或者酒精棉签仔细擦拭摄像头的套筒,直至无任何污垢残留。

（2）擦干摄像头套筒,注意镜片不要留有水印痕迹。

（3）从摄像头上取下摄像头套筒,将白色的摄像头保护套戴在镜头上,并将摄像头放在摄像头支架上。

（4）使用邻苯二甲醛消毒液倒在专用消毒杯内进行浸泡消毒,将橡皮塞插入摄像头套筒尾部,并确保液体无法渗入套筒内部。浸泡至少 12min,浸泡后用清水冲洗摄像头套筒,并用无绒布擦干套筒内外表面,清洁保存。

第七节 牙列缺损种植固定义齿修复的护理常规

种植义齿是在口腔缺牙区的牙槽骨内植入种植体（人工牙根）,待种植体骨结合后,在其上端制作修复体完成种植义齿的修复。牙列缺损常见的种植固定修复方式有单冠、联冠、固定桥等。常见的冠或固位体的固定方式有粘接固位、螺丝固位。本节以粘接固位种植单冠修复为例,介绍牙列缺损种植固定义齿修复的护理配合。

一、适应证

牙列缺损者种植体植入 3~6 个月后骨结合良好的患者。

二、粘接固位种植单冠修复的护理配合

（一）用物准备

1. 常规用物　一次性口腔检查盘、治疗用铺巾、口杯、吸唾管、护目镜、三用气枪、凡士林棉签、扳手、启子、一次性冲洗器、3%过氧化氢、75%乙醇溶液棉球、棉球、棉卷等。

2. 制取印模用物　转移杆（开窗式或闭口式）、种植体替代体、一次性托盘、计时器、水量器、调拌刀、橡皮碗、藻酸盐印模材料、硅橡胶注射器、聚醚印模材料、聚醚硅橡胶调和机、红蜡片或咬合记录硅橡胶、比色板（图 1-5-14）。

3. 修复体粘接固位用物　高速牙科手机、低速牙科手机、牙线、咬合纸、咬合纸辅助夹、车针、调拌纸、调拌刀、粘接剂、水门汀充填器、水胶布、光固化纳米树脂、光固化灯（图 1-5-15）。

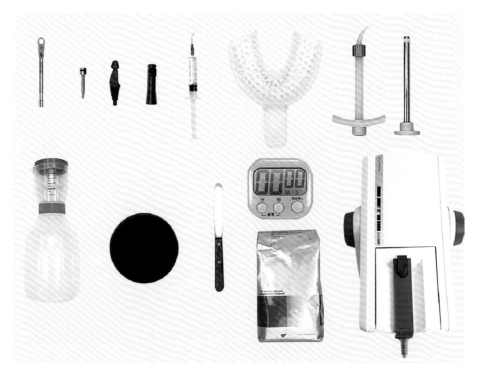

图 1-5-14　模型制取用物

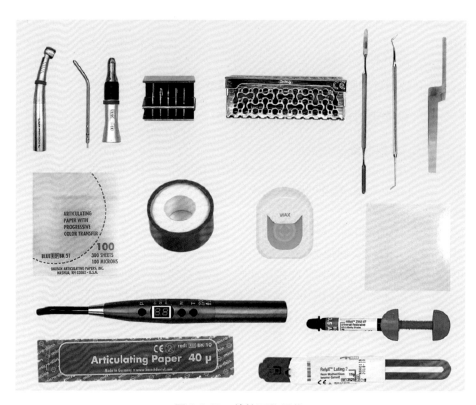

图 1-5-15　粘接固位用物

（二）粘接固位种植单冠修复印模制取的医护配合流程

医师操作流程	护士配合流程
1. 治疗前准备 （1）阅读病历,核对患者信息。 （2）检查口内情况,向患者交代种植修复治疗的设计方案及费用。	准备专科种植病历,引导患者就座。 用凡士林棉签润滑患者口角,防止因口镜牵拉引起患者不适。协助医师向患者解释种植修复的治疗过程、费用等。
2. 卸下愈合基台。	递予医师修复扳手及启子。
3. 冲洗牙龈袖口。	递予医师 3% 过氧化氢冲洗液,并用吸引管及时吸走冲洗液。
4. 安装闭窗式转移杆。	打开闭窗式转移杆于治疗盘内。
5. 用聚醚硅橡胶制取工作印模　选取一次性托盘,将注射枪内的聚醚印模推注在转移杆周围,再将印模托盘放入患者口内。	根据患者颌弓大小选取适宜的一次性托盘递予医师。 将聚醚硅橡胶置于硅橡胶注射器及托盘内递予医师制取印模,协助计时 5min。

医师操作流程	护士配合流程
6. 待印模材料硬固后,卸下转移杆,取出印模,再次冲洗牙龈袖口。	递予医师螺丝启子卸下转移杆。 递予医师 3%过氧化氢冲洗针以冲洗牙龈袖口并及时吸走冲洗液。
7. 安装愈合基台。	用 75%乙醇溶液棉球清洁愈合基台后递予医师安装。
8. 制取对颌模型。	调拌藻酸盐印模材料放于托盘递予医师制取对颌印模。
9. 连接转移杆与种植体替代体插入工作印模内。	流动水下冲洗并消毒印模,将模型送至技工室保存。
10. 患者咬合不稳时需制取咬合记录。	根据医嘱准备硅橡胶咬合记录材料。
11. 比色,填写加工设计单。	关闭治疗灯,递予医师比色板,协助医师在自然光线下比色。核对加工设计单。

(三) 粘接固位种植单冠修复体试戴与固位的医护配合流程

医师操作流程	护士配合流程
1. 卸下愈合基台。	递予医师扳手、启子。
2. 用 3%过氧化氢冲洗牙龈袖口。	递予医师 3%过氧化氢冲洗液,并用吸引管及时吸走冲洗液。
3. 安装基台并拧紧,试戴牙冠。	用 75%乙醇溶液棉球消毒基台、牙冠、基台螺丝后递予医师。
4. 检查基台、牙冠就位情况。	递予医师牙线,协助医师按压牙冠检查就位情况。
5. 调整近远中接触点　用牙线试接触情况,接触过紧则用 40μm 咬合纸调整合适。	递予医师牙线、40μm 咬合纸以调整邻接。
6. 调𬌗,根据咬合纸的提示进行咬合调整。	将咬合纸夹持在咬合纸辅助夹上递予医师。 安装低速直牙科手机和磨头递予医师,协助吸除粉尘。
7. 抛光。	安装抛光轮递予医师。
8. 消毒基台、牙冠。	递予医师 75%乙醇溶液棉球消毒。
9. 棉卷隔湿。	递予医师棉卷。
10. 安装基台及螺丝,加力拧紧。	递予医师扳手、启子。

续表

医师操作流程	护士配合流程
11. 封闭基台螺丝孔 用水门汀充填器将水胶布覆盖于螺丝孔。	准备合适长度的水胶布,递予医师水门汀充填器。
12. 粘接 用探针取粘接剂均匀涂于冠内四壁,待粘接剂凝固。	严格按照比例调拌粘接剂,协助医师将粘接剂涂抹在牙冠内壁。
13. 清理粘接剂。	递予医师探针、牙线以清除多余的粘接剂。
14. 用光固化纳米树脂封闭螺丝孔。	准备树脂材料和充填器,协助光固化。
15. 确认咬合情况。	递予医师咬合纸以再次检查咬合情况。

三、护理要点

1. 在种植修复启子使用前拴上牙线,操作过程中可以将牙线绕于手指上,防止其滑入患者口内导致误吞。

2. 用物准备前应仔细阅读患者的种植专科病历,了解患者的资料并准备相应型号的种植修复专用扭力扳手、螺丝启子、转移杆及种植体替代体。如患者需制取基台水平印模则准备相对型号的基台、取模柱、替代体。

3. 使用开窗式制取印模时,协助医师去除开窗口溢出的多余印模材料,暴露转移杆。

4. 传递基台螺丝等细小用物时,应在患者的胸前下颌处进行,做好防护,避免基台、螺丝等掉落。

四、术后宣教

1. 保持口腔卫生,是保证种植体成功的一个重要条件。每日至少清洁牙齿3次,辅助使用牙线、牙间隙刷或冲牙器清洁种植牙区域。

2. 避免咬过硬的食物,如骨头、甘蔗、坚果类,防止种植义齿受力过大而影响其使用寿命。

3. 按医嘱复诊,一般情况下,半年至一年复诊一次。

4. 如发现种植牙松动、牙龈发红、疼痛、刷牙出血等异常情况,应及时就诊。

第八节 无牙颌种植覆盖义齿修复的护理常规

种植体支持的全口覆盖义齿是由植入颌骨内的种植体、附着体和全口义齿组成,借助摩擦力、卡抱力、磁力等方式与上部结构相连接形成的种植覆盖义齿。目前临床上常用的有球帽式、切削杆式,双套冠式等种植覆盖义齿修复方式。种植体支持切削杆固位无牙颌修复体是在种植体上制作相互连接的具有共同就位道的切削杆,与埋入修复体内与切削杆精密稳合的固位修复体。本章以切削杆式的修复方式为例,介绍无牙颌种植覆盖义齿修复的护理配合。

一、适应证

适用于上颌或下颌牙列无天然牙,种植体植入 3~6 个月骨结合的患者。

二、切削杆卡式覆盖义齿修复的护理配合

(一) 种植体水平印模制取(闭窗式)的护理配合

1. 用物准备

(1) 常规用物:一次性口腔检查盘、治疗用铺巾、口杯、吸唾管、护目镜、三用气枪、凡士林棉签。

(2) 特殊用物:扳手、启子、种植体水平转移杆、替代体、3%过氧化氢、一次性冲洗器、托盘、计时器、水量器、调拌刀、橡皮碗、藻酸盐印模材料、硅橡胶注射器、聚醚印模材料、聚醚橡胶调和机。

2. 种植体水平印模制取(闭窗式)的医护配合流程

医师操作流程	护士配合流程
1. 治疗前准备	
(1) 阅读病历,核对患者信息。	准备种植专科病历。
(2) 检查口内情况,向患者交代可行的种植修复设计方案及相关费用。	在患者口唇涂抹凡士林,避免模型制取过程中聚醚材料残留在患者口角。递予医师口镜等检查器械,根据情况准备所需用物。
2. 卸下愈合基台。	递予医师修复扳手及启子。
3. 冲洗牙龈袖口。	递予医师 3%过氧化氢冲洗液,并用吸引管及时吸走冲洗液。
4. 安装闭窗式转移杆。	打开闭窗式转移杆于治疗盘内。
5. 用聚醚硅橡胶制取工作印模 选取一次性托盘,将注射枪内的聚醚印模推注在转移杆周围,再将印模托盘放入患者口内。	根据患者颌弓大小选取适宜的一次性托盘递予医师。 将聚醚硅橡胶置于硅橡胶注射器及托盘内递予医师制取印模,协助计时 5min。
6. 待印模材料硬固后,卸下转移杆,取出印模,再次冲洗牙龈袖口。	递予医师螺丝启子以卸下转移杆。 递予医师 3%过氧化氢冲洗针以冲洗牙龈袖口并及时吸走冲洗液。

续表

医师操作流程	护士配合流程
7. 安装愈合基台。	用75%乙醇溶液棉球清洁愈合基台后递予医师安装。
8. 制取对颌模型。	调拌藻酸盐印模材料放于托盘递予医师制取对颌印模。
9. 连接转移杆与种植体替代体插入工作印模内，填写加工设计单送工厂，选取修复基台型号，制作个别托盘、成型树脂连接开窗式转移杆。	在流动水下冲洗并消毒印模，核对加工设计单。备齐相同系统、数量的开窗式转移杆送工厂，与工厂联系获取修复基台型号。

（二）基台水平印模（开窗式）制取的护理配合

1. 用物准备

（1）常规用物：一次性口腔检查盘、治疗用铺巾、口杯、吸唾管、护目镜、三用气枪、凡士林棉签。

（2）特殊用物：扳手、启子、基台水平转移杆、替代体、复合基台、基台保护帽、3%过氧化氢、一次性冲洗器、成形树脂粉、成形树脂液、个别托盘、低速直牙科手机、硅钢磨头、硅橡胶注射器、聚醚印模材料、聚醚橡胶调和机（图1-5-16）。

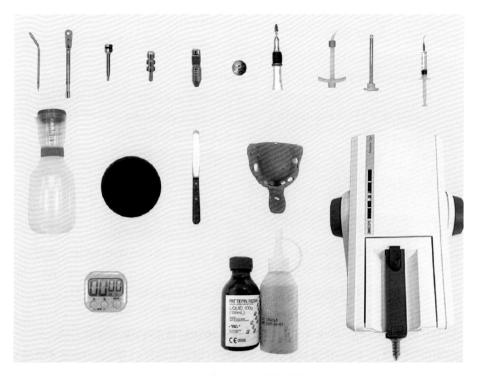

图1-5-16　基台水平印模制取用物

2. 基台水平印模(开窗式)制取的医护配合流程

医师操作流程	护士配合流程
1. 治疗前准备 (1) 阅读病历,核对患者信息。 (2) 检查口内情况。	准备种植专科病历。 在患者口唇涂抹凡士林,避免模型制取过程中聚醚材料残留在患者口角。
2. 卸下愈合基台,安装复合基台,用扳手加力。	递予医师修复扳手、启子及复合基台。 协助记录各牙位使用的复合基台型号。
3. 冲洗牙龈袖口。	递予医师3%过氧化氢冲洗液,并用吸引管及时吸走冲洗液。
4. 安装开窗式基台水平转移杆。	准备工厂制作的成型开窗式转移杆,递予医师扳手及启子。
5. 连接开窗式转移杆　用流动性良好的成形树脂将各个转移杆相连。	递予医师口镜、探针,将成形树脂粉和成形树脂液递予医师混合后使用,并及时吸除材料的异味。
6. 利用个别托盘制取开窗式印模 (1) 调试,修整个别托盘。 (2) 将个别托盘放入患者口内,检查个别托盘开窗口,暴露开窗式转移杆。	用75%乙醇溶液棉球消毒个别托盘递予医师。 安装低速直牙科手机、钨钢磨头递予医师修整个别托盘,用强吸管吸除粉末碎屑。
7. 聚醚硅橡胶制取工作印模 (1) 将注射枪内聚醚印模推注在开窗式转移杆周围,再将印模托盘放入患者口内。 (2) 清理个别托盘开窗口,暴露转移杆。	将聚醚硅橡胶置于硅橡胶注射器及个别托盘内递予医师制取印模,协助计时。 协助医师去除开窗口溢出的多余印模材料,暴露转移杆。
8. 待印模材料硬固后,卸下转移杆,取出印模,再次冲洗牙龈袖口。	递予医师扳手、启子卸下转移杆。 递予医师3%过氧化氢冲洗针以冲洗牙龈袖口,并及时吸走冲洗液。
9. 安装复合基台保护帽。	递予医师螺丝、启子安装复合基台保护帽。
10. 处理印模　将基台水平替代体与印模上的转移杆相连接,并用螺丝启子旋紧。	传递基台水平替代体、螺丝启子。 协助医师连接印模上的转移杆与替代体。
11. 填写义齿加工设计单。	在流动水下冲洗并消毒印模,核对加工设计单,预约患者复诊。

（三）制取颌位关系的护理配合

1. 用物准备

（1）常规用物：一次性口腔检查盘、治疗用铺巾、口杯、吸唾管、护目镜、三用气枪。

（2）特殊用物：套筒式硬基底、垂直距离测量尺、红蜡片、酒精灯、打火机、修复启子、修整刀、三角蜡刀、殆平面板（图 1-5-17）。

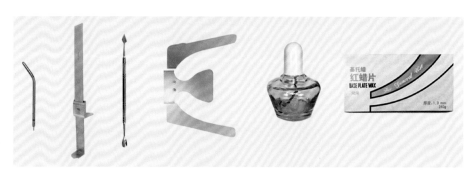

图 1-5-17 制取颌位关系用物

2. 取颌位关系的医护配合流程

医师操作流程	护士配合流程
1. 试戴工厂制作的套筒式硬基底，调整修整套筒式硬基底。	准备套筒式硬基底递予医师试戴，点燃酒精灯供医师调整硬基底边缘。
2. 将硬基底放入患者口内，确定殆平面，引导患者咬合，确定咬合垂直距离。	递予医师平面板、垂直距离测量尺。
3. 确定中线。	递予患者镜子确认面部丰满度、咬合垂直距离和高度。
4. 取出合记录后的硬基底。	递予医师三角蜡刀修整殆记录，密封保存，送至灌模室。
5. 比色。	关闭治疗灯，传递比色板供医师在自然光线下比色。
6. 填写加工设计单。	核对加工设计单。

（四）面弓转移的护理配合

1. 用物准备

（1）常规用物：一次性口腔检查盘、治疗用铺巾、口杯、吸唾管、护目镜、三用气枪。

（2）特殊用物：咬合记录硅橡胶材料、硅橡胶注射枪及一次性混合头、殆叉、托盘粘接剂、标记笔、面弓、万向节、棉卷（图1-5-18）。

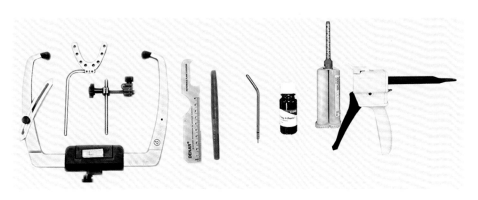

图 1-5-18　面弓转移用物

2. 面弓转移的医护配合流程

医师操作流程	护士配合流程
1. 将托盘粘接剂涂布在殆叉上。	用小毛刷蘸取适量托盘粘接剂,协助医师涂布在殆叉上。
2. 将咬合记录硅橡胶材料注射到殆叉上,将殆叉放入患者口内,嘱患者轻轻咬合。	将咬合记录硅橡胶材料及一次性混合头安装于注射枪上递予医师,协助计时 3min。
3. 在患者两侧磨牙区域放置棉卷以固定殆叉。	递予医师棉卷,协助殆叉固定。
4. 在患者鼻翼处进行参考点标记,调整放置面弓,将两侧耳塞放入外耳道,旋紧鼻托螺丝,确认位置。	递予医师标记笔。协助医师将面弓固定于患者面部,双手扶持,确认外耳道和鼻托位置稳定。
5. 调整并拧紧万向关节,使面弓与殆叉连接。	双手扶持面弓,协助医师取下面弓殆叉。
6. 填写加工设计单。	冲洗面弓殆叉转交技工室,核对加工设计单,预约患者复诊。

（五）试戴义齿排牙蜡型的护理配合

1. 用物准备

（1）常规用物：一次性口腔检查盘、治疗用铺巾、口杯、吸唾管、护目镜、三用气枪。

（2）特殊用物：扳手、启子、3%过氧化氢、一次性冲洗器、基台螺丝。

2. 试戴义齿排牙蜡型的医护配合流程

医师操作流程	护士配合流程
1. 卸下基台保护帽,用3%过氧化氢冲洗牙龈袖口。	递予医师修复扳手、启子,抽取3%过氧化氢冲洗液递予医师,同时协助吸去冲洗液。
2. 安放切削的杆卡,旋紧切削杆卡基台螺丝,检查基台与杆卡是否完全密合。	递予医师修复扳手、启子,协助医师检查基台与杆卡之间的精密度。
3. 试戴排牙蜡型　试戴试排好的种植覆盖义齿蜡型,检查义齿蜡型与杆卡是否密合,检查颌位关系、排牙位置,请患者确认后取出。	取出患者需试戴的蜡修复体递予医师,协助医师检查义齿蜡型与杆卡间的精密度。 递予患者镜子观看,蜡修复体从口内取出后用凉水冲洗,密封。
4. 填写加工设计单。	将患者的义齿与加工设计单转交技工室,预约患者复诊。

（六）配戴修复体的护理配合

1. 用物准备

（1）常规用物:一次性口腔检查盘、治疗用铺巾、口杯、吸唾管、护目镜、三用气枪。

（2）特殊用物:启子、扳手、3%过氧化氢、一次性冲洗器、基台螺丝、75%乙醇溶液棉球、低速直牙科手机、高速牙科手机、车针、咬合纸辅助夹、咬合纸、活动义齿、钨钢磨头、抛光轮(图1-5-19)。

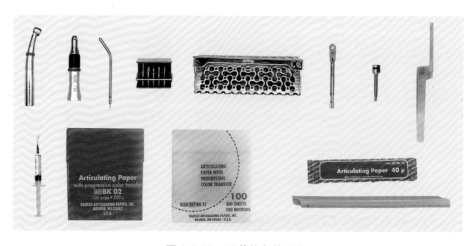

图1-5-19　配戴修复体用物

2. 配戴修复体的医护配合流程

医师操作流程	护士配合流程
1. 卸下基台保护帽,用3%过氧化氢冲洗牙龈袖口。	递予医师修复扳手、启子,抽取3%过氧化氢冲洗液递予医师,同时协助吸去冲洗液。
2. 安放切削的杆卡,将切削的杆卡用基台螺丝固定于基台上,将基台螺丝加力至一定的扭力。	递予医师修复扳手、启子,调节扭力扳手的扭力后递予医师。
3. 将种植覆盖义齿戴入患者口内,调𬌗、抛光。	准备不同厚度、颜色的咬合纸夹持在咬合纸辅助夹上,根据需要递予医师。 及时吸唾,安装低速直牙科手机及钨钢磨头、高速牙科手机、车针供医师调𬌗。医师在调改时,用强吸管吸除树脂粉尘。 安装抛光车针,协助吸唾、吸除粉尘。

三、护理要点

1. 切削杆卡修复操作步骤繁琐,螺丝种类较多,在治疗过程中,护士要妥善标记保管,以免混淆。

2. 最终配戴修复体时,不同种植系统要求用不同扭力锁紧基台螺丝,护士要注意根据种植系统调整扭矩扳手的扭力。

3. 制取二次印模时,开窗式托盘放入患者口内后,护士需迅速清除溢出的多余印模材料,使开窗式转移杆顶端暴露在开窗口内,方便印模凝固后旋松转移杆,取下托盘。

四、术后宣教

1. 由于种植体支持切削杆卡式修复体的固位力比一般活动义齿固位力好,患者初次取戴义齿有一定的困难。应教会患者用双手拇指与示指同时施以均衡力量于义齿边缘摘戴义齿。

2. 嘱患者餐后清洁义齿。义齿组织面内的卡槽,一定要及时清洁干净,否则少量软垢沉积后会造成义齿形态微变,久之会影响义齿的稳定性。

3. 告知患者加强口内清洁。基台与牙龈相接处以及切削杆卡的舌侧和牙槽嵴顶,由于位置特殊,应教会患者使用冲牙器或牙间隙刷清洁。

4. 嘱患者定期复查。复诊间隔时间依次为3个月、半年、一年一次。

第九节　可摘局部义齿修复的护理常规

可摘局部义齿是以天然牙和黏膜作为支撑,靠义齿的固位体固位,用人工牙和基托恢复缺失牙及相邻组织缺损的形态和功能,患者能自行摘戴的一种修复体。按可摘局部义齿的结构及材料分类,可分为胶托可摘局部义齿、铸造支架可摘局部义齿及全金属可摘局部义齿。

一、适应证

1. 适用于口腔任何部位的牙列缺损,尤其是游离端缺失者。

2. 可作为拔牙创未愈合者的过渡性修复。

3. 基牙或余留牙松动不超过Ⅱ°,牙槽嵴吸收不超过 1/2,兼做义齿和松动牙固定夹板者。

4. 缺失牙伴有牙槽骨、颌骨和软组织缺损者。

5. 需在修复缺失牙同时升高颌间距离者。

6. 需要以腭板基托关闭裂隙的腭裂患者。

7. 年老体弱,不能耐受制作固定义齿需磨除牙体组织者,或要求进行可摘局部义齿修复者。

二、可摘局部义齿修复的护理配合

（一）前牙弹性义齿或局部小钢托义齿修复的护理配合

1. 用物准备　一次性检查盘、治疗用铺巾、漱口杯、吸唾管、防护膜、三用气枪、棉卷、高速牙科手机、金刚砂车针、藻酸盐印模材料、水量器、计时器、调拌刀、橡皮碗、一次性托盘、比色板、咬合纸、咬合纸辅助夹、技工钳、低速直牙科手机、磨头、75%乙醇溶液棉球等（图 1-5-20,图 1-5-21）。

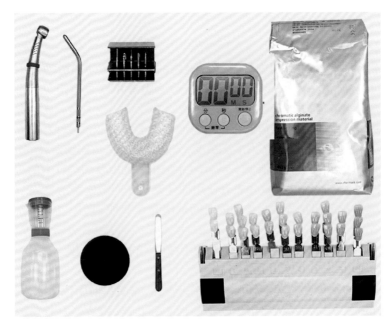

图 1-5-20　制取模型用物

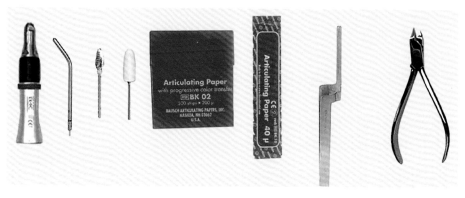

图 1-5-21　戴可摘局部义齿用物

2. 前牙弹性义齿或局部小钢托义齿修复的医护配合

医师操作流程	护士配合流程
1. 治疗前准备　询问患者病史,口内检查,制订治疗方案。	备齐检查器械、口杯、漱口水等用物,必要时协助填写 X 线检查申请单。
2. 牙体预备　经过患者同意后,调改基牙较为尖锐的牙尖或嵴部,预备隙卡勾、卡环倒凹深度修整。	根据不同的牙位,备相应的金刚砂车针。协助医师及时吸唾,牵拉口角,暴露视野。
3. 制取印模	
（1）选合适的托盘并试用,准备制取印模。	将准备好的一次性托盘递予医师,试用合适后,根据托盘大小准备适量藻酸盐,准备调拌。
（2）制取工作印模,先取少量藻酸盐于示指指尖,涂抹于缺失前后的邻牙处,以增加印模的精确度。	调拌均匀后,用调拌刀取适量的藻酸盐材料递予医师示指指尖,将剩余材料置于托盘后递予医师。指导患者调整呼吸,计时 3min。
（3）取出模型,并检查是否合格。	置放患者姓名标签,密封湿润保存。
4. 同法取对颌模型。	同法处理对颌,送灌模室消毒、灌模。
5. 自然光下比色。	协助医师、患者在自然光下比色,预约复诊时间。
6. 义齿初戴	
（1）调改可摘局部义齿。	将咬合纸夹持在咬合纸辅助夹上递予医师。
（2）调改卡环及就位道。	安装低速直牙科手机及相应磨头。
（3）调改基托。	用强吸管协助吸取碎屑。
（4）调改咬合。	如需调改口内基牙,安装高速牙科手机及车针。安装抛光轮。
（5）抛光。	用 75% 乙醇溶液棉球擦拭消毒义齿后递予医师。
（6）指导患者摘戴义齿。	递予患者镜子,教患者摘戴义齿。

（二）可摘大范围局部义齿修复的护理配合

1. 用物准备 一次性口腔检查盘、治疗用铺巾、漱口杯、吸唾管、防护膜、三用气枪、棉卷、高速牙科手机、金刚砂车针、藻酸盐印模材料、调拌刀、调拌碗、一次性托盘、亲水加聚型硅橡胶印模材料、量勺、硅橡胶注射枪、高流动性硅橡胶、混合头、PVC手套、蜡片、三角蜡刀、酒精灯、打火机、殆平面规、垂直测量尺、硅胶咬合记录材料及混合头、咬合纸、咬合纸辅助夹、技工钳、低速直牙科手机、磨头、75%乙醇溶液棉球等（图1-5-22，图1-5-23）。

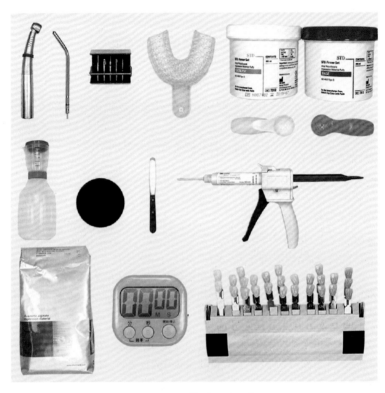

图 1-5-22 模型制取用物

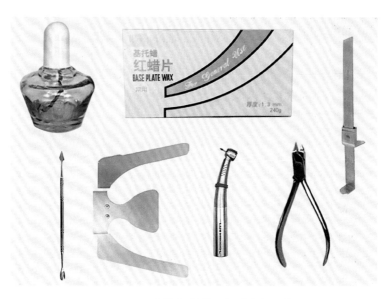

图 1-5-23 制取颌位关系与试支架用物

2. 可摘大范围局部义齿修复的医护配合流程

医师操作流程	护士配合流程
1. 治疗前询问病史,口内检查,制订治疗方案,并取得知情同意。	备齐检查器械、口杯,必要时协助填写 X 线检查申请单。
2. 牙体预备 调改基牙及余留牙较为锐利的尖牙,预备隙卡沟,卡环倒凹深度修整,预备导平面支托凹和就位道。	根据不同部位牙体预备,准备相应车针。及时吸唾,协助暴露视野。
3. 制取印模	
(1) 选合适托盘,并试用,准备制取印模。	将准备好的一次性托盘递予医师,试用合适后,根据托盘大小准备适量藻酸盐,准备调拌。
(2) 制取工作印模,先取少量藻酸盐于示指指尖,涂抹于缺失牙前后的邻牙处,以增加印模的精确度。	调拌均匀后先用调拌刀取硬币大小的藻酸盐材料递予医师示指指尖,将剩余材料置于托盘后递予医师,指导患者调整呼吸,计时 3min。
(3) 3min 后,取出模型,并检查是否合格。	置放患者姓名标签,密封湿润保存。送工厂制作个性化托盘。
4. 试用个性化托盘。	用 75%乙醇溶液棉球消毒个性化托盘并用清水冲洗,递予医师试用。

续表

医师操作流程	护士配合流程
5. 制取终印模	
（1）先注入高流动性硅橡胶于缺失牙部位及邻牙，再将置有硅橡胶材料的个性化托盘放入口内取模。	将提前准备好的高流动性硅橡胶递予医师，协助注射于所有缺失牙位置。根据托盘大小及缺牙的大小，取适量亲水加聚型硅橡胶印模材料与催化剂 1∶1 等量手捏，放置在个性化托盘内递予医师。协助计时。
（2）检查印模的准确度。	将印模密闭保存，协助患者清理口角，整理用物。
6. 确定颌位关系，用殆托制取颌位记录。用蜡片制作殆托，记录上下颌位关系，将蜡片在酒精灯上烤软后，对折，继续烤软后置于模型上，用三角蜡刀修整基托的托边缘及系带处，在基托上按殆平面在缺隙区做蜡殆堤，在口内咬合合适后，修整好殆堤。	在安全区域点燃酒精，准备蜡片和三角蜡刀。协助医师帮助患者根据需要随时调整体位。保存好颌位关系模型，以免变形。整理用物，预约复诊时间。
7. 试可摘局部义齿支架，检查局部义齿金属支架并就位。	核对患者姓名及加工厂送返的修复体，递予医师金属支架，安装低速牙科手机及相应金刚砂磨头。在医师调改时，及时吸唾和暴露视野，必要时递予三头钳或者鹰嘴钳调改卡环。
8. 试可摘局部义齿排牙蜡型，检查颌位关系。	递予医师硅胶咬合记录材料，协助重新确定颌位关系后送工厂。整理用物，预约复诊时间。
9. 义齿初戴	
（1）调改可摘局部义齿。	将咬合纸夹持在咬合纸辅助夹上递予医师。
（2）调改卡环及就位道。	安装低速直牙科手机及对应的磨头，用强吸管协助吸引碎屑。
（3）调改基托。	如需调改口内基牙，安装高速牙科手机及车针。
（4）调改咬合。	递予医师咬合纸，遵医嘱更换不同厚度的咬合纸。
（5）抛光。	安装抛光轮。
（6）指导患者摘戴义齿。	用 75% 乙醇溶液棉球擦拭义齿后递予医师。递予患者镜子，教患者摘戴义齿。预约复诊时间。

续表

医师操作流程	护士配合流程
10. 义齿复查调改	
（1）询问患者摘戴情况、舒适度，根据口内红肿或压痛点调改义齿。	用小毛刷蘸取龙胆紫指示剂递予医师。
（2）调改咬合：将龙胆紫小毛刷涂于压痛点，试戴义齿，取出义齿后，找出相应的染色部位，进行调改。	安装低速直牙科手机及对应的磨头，将咬合纸夹持在咬合纸辅助夹上递予医师，遵医嘱更换不同厚度的咬合纸。
（3）抛光。	安装抛光轮，用强吸管协助吸除碎屑。
（4）协助患者摘戴义齿。	消毒清洗后递予医师，整理用物。

三、护理要点

1. 调拌藻酸盐时尽量保持水温在23℃左右，以免影响材料的凝固时间。

2. 调拌初印模材料时，用指尖部揉捏，以免掌心温度影响材料凝固时间。

3. 试戴义齿时，如需重新调整颌位关系，将人工牙取下时，要将取下的人工牙保存并同模型一起送返工厂。

4. 医师在调改义齿时，为患者佩戴护目镜，用强吸管吸除碎屑，避免碎屑溅入患者眼睛。

四、术后宣教

1. 初戴义齿会有异物感、发音不清、咀嚼不便、恶心等，1～2周后缓解。

2. 摘戴义齿，不宜强力摘戴，以免卡环变形、义齿折断或损伤口腔黏膜组织。

3. 初戴义齿时，先练习吃软食，以便逐渐适应。

4. 初戴后可能有黏膜压痛或不适现象。复诊前2～3h应戴上义齿，以便医师能准确找到压痛点，利于修改，切勿自行调改。

5. 养成保持义齿清洁的习惯，饭后及睡前取下清洗干净。

6. 夜间应将义齿取下放入凉水中，禁用热水、酒精或其他化学物品浸泡。

7. 义齿如发生折断或损坏，应及时修补，并将折断部分同时带来复诊。

8. 建议半年至一年复诊。

第十节 牙列缺失全口义齿修复的护理常规

牙列缺失是指整个牙弓上不存留任何天然牙或牙根，又称无牙颌。全口义齿是对无牙颌患者的常规修复治疗方法。全口义齿是采用人工材料替代缺失的上颌或下颌完整牙列及相关组织的可摘义齿修复体。

一、适应证

适用于全牙列无天然牙的患者。

二、牙列缺失全口义齿修复的护理配合

（一）制取无牙颌初印模的护理配合

1. 用物准备 一次性口腔检查盘、治疗用铺巾、吸唾管、口杯、低速直牙科手机、三用气枪、无牙颌托盘、60mL 注射器、藻酸盐印模材料、水量器、橡皮碗、藻酸盐调拌刀、分离剂、三角蜡刀、光固化树脂个别托盘材料、个别托盘树脂固化灯箱、低速直牙科手机、钨钢磨头（图 1-5-24）。

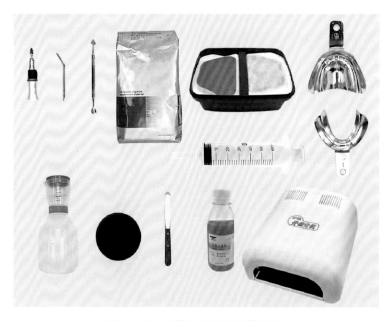

图 1-5-24 制取无牙颌初印模用物

2. 制取无牙颌初印模的医护配合流程

医师操作流程	护士配合流程
1. 治疗前准备 询问患者病史，向患者交代病情、治疗计划以及相关费用。	协助医师调整患者椅位，保持直立状态，使患者下颌牙槽嵴与地面平行，头部有足够支撑。

续表

医师操作流程	护士配合流程
2. 选取无牙颌托盘,适当调整托盘边缘。	根据患者颌弓大小、牙槽嵴高度及腭盖高度选择无牙颌托盘。 如边缘延伸过度需调整,安装低速牙科手机和钨钢磨头。
3. 用藻酸盐制取上下颌初印模使用注射器将轻体注射到到缺牙区黏膜皱襞上,将放置好藻酸盐重体的托盘放入患者口内,制取初印模。	分次调拌藻酸盐材料:调拌流动性较好的轻体藻酸盐置于注射器内递予医师,调拌重体藻酸置于托盘内递予医师。 观察患者反应,指导患者呼吸,及时吸唾,减轻患者不适感。 将取出的初印模用清水洗净,保湿密封送至灌模室灌注石膏模型。
4. 在石膏模型上画个别托盘外形线,将光固化树脂、个别托盘材料铺在石膏模型上,去除多余部分,制作个别托盘。	在硬化的模型上涂布分离剂,递予医师三角蜡刀以修整个别托盘材料边缘。 个别托盘制作完成后放入光固化灯箱,使材料固化。
5. 修整硬固后的个别托盘,对个别托盘进行磨改、抛光。	安装低速直牙科手机及钨钢磨头,医师磨改托盘时用强吸管吸除树脂粉尘。

（二）制取无牙颌终印模的护理配合

1. 用物准备　一次性口腔检查盘、治疗用铺巾、吸唾管、口杯、三用气枪、水浴容器、45℃热水、高流动性硅橡胶、硅橡胶注射枪、一次性混合头、边缘整塑蜡、托盘粘接剂、个别托盘、酒精灯、打火机等(图 1-5-25)。

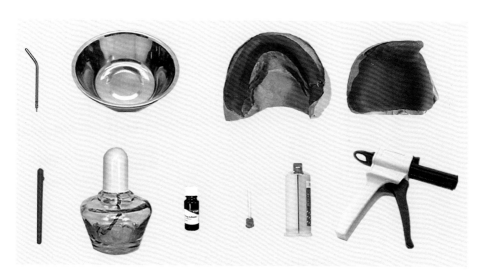

图 1-5-25　制取无牙颌终印模用物

2. 无牙颌终印模的医护配合流程

医师操作流程	护士操作流程
1. 将个别托盘放置于患者口内试戴,检查就位。	递予医师个别托盘,调整光源,保持视野清晰。
2. 用边缘整塑进行个别托盘边缘整塑,放入患者口内轻轻按压,待材料硬固后取出。不断重复,直至上下颌个别托盘边缘全部整塑完成。	准备45℃热水,点燃酒精灯供医师软化边缘整塑蜡,及时吸去患者口内唾液,调整光源。
3. 用硅橡胶制取终印模　将放置好硅橡胶的个别托盘放入患者口内,就位后轻轻按压,指导患者发音进行功能性运动,直至材料全部硬固后取出。	在个别托盘内均匀涂布托盘粘接剂,再将硅橡胶材料均匀分布于托盘组织面及黏膜转折处,递予医师制取终印模。 观察患者反应,指导患者呼吸,及时吸唾,减轻患者不适感。 将取出的终印模密封后送至灌模室消毒,送工厂围模灌注。

（三）制取颌位关系记录的护理配合

1. 用物准备　一次性口腔检查盘、治疗用铺巾、口杯、吸唾管、分离剂、低速直牙科手机、光固化树脂材料、垂直距离测量尺、红蜡片、酒精灯、打火机、修整刀、三角蜡刀(图1-5-26)。

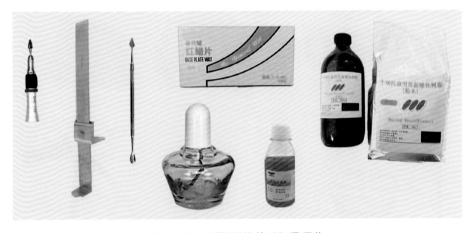

图1-5-26　制取颌位关系记录用物

2. 制取颌位关系记录的医护配合流程

医师操作流程	护士配合流程
1. 制作暂基托 （1）暂基托的制作：在石膏模型上制作光固化树脂暂基托。	将分离剂涂抹于石膏模型上，调拌光固化树脂材料递予医师平铺于石膏模型上，递予医师修整刀以修整边缘。待材料硬固后安装低速牙科手机及钨钢打磨头供医师打磨暂基托。
（2）蜡殆堤的制作：将蜡片烤软卷成条状，按牙槽嵴形状粘附于暂基托上，形成蜡堤，加热蜡刀，将蜡殆堤与暂基托粘固，并切除蜡堤远中过长的部分。	点燃酒精灯，递予医师三角蜡刀，协助医师烤软蜡片。
（3）将上颌暂基托戴入患者口内，根据殆平面修整蜡堤高度，调整暂基托唇面的丰满度，修整唇颊面形态。	将治疗椅背调成与水平面后倾45°角，张口时殆平面与水平面平行，嘱患者唇部、口腔自然放松，待医师调整好丰满度。
（4）确定殆平面。	递予医师殆平面板。
2. 确定垂直距离 （1）将上颌托戴入患者口内，用垂直距离尺测患者息止殆位时的垂直距离。	将治疗椅调至坐位，使患者上身直立，保持头颈部直立，目光平视。
（2）将下颌托戴入患者口内，检查上下殆托咬合时的垂直距离。	递予医师标记笔。嘱患者放松，上下唇轻轻闭合。递予医师垂直距离测量尺。
3. 确定正中关系 （1）将上颌暂基托蜡堤后牙区切出两条"V"形沟，上颌托后缘中线处粘固直径3mm的蜡球，戴入患者口内。	将蜡刀递予医师，做上颌殆堤"V"形沟切迹。
（2）下颌托蜡堤加热软化后，戴入患者口内咬合，检查颌位关系、上下颌托对合情况。	点燃酒精灯，医师将下颌托软化后戴入患者口内，嘱患者卷舌，下颌后退位轻轻接触咬合。
4. 画殆堤唇面标志线　用三角蜡刀在蜡堤的唇面刻画标志线，作为人工牙排列的参考。	递予医师三角蜡刀。
5. 比色。	关闭治疗灯，递予医师比色板在自然光线下比色。

（四）试戴活动义齿排牙的护理配合

1. 用物准备　一次性口腔检查盘、治疗用铺巾、吸唾管、口杯、三用气枪、咬合纸、酒精灯、三角蜡刀、红蜡片、75%乙醇溶液棉球（图1-5-27）。

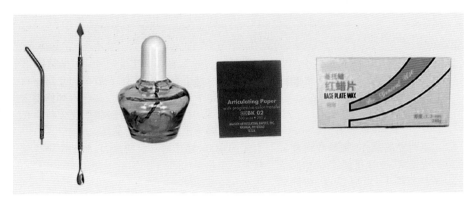

图 1-5-27 试戴活动义齿排牙用物

2. 试戴活动义齿排牙的医护配合流程

医师操作流程	护士配合流程
将活动义齿蜡型戴入患者口内,检查义齿蜡型就位、义齿暂基托贴合度及伸展范围、颌位关系及面部丰满度,适当进行调改。	准备义齿蜡型,核对患者姓名、医师姓名及义齿修复的设计。 用75%乙醇溶液棉球消毒义齿蜡型。 检查颌位关系时,嘱患者勿用力咬合,防止人工牙脱离。 若需调整基托、颌位关系时,准备三角蜡刀及蜡片,点燃酒精灯。调整合适后,递予患者镜子,预期修复后效果。

（五）初戴义齿的护理配合

1. 用物准备 一次性口腔检查盘、治疗用铺巾、吸唾管、口杯、护目镜、三用气枪、75%乙醇溶液棉球、低速直牙科手机、钨钢车针、强吸管、咬合纸、咬合纸辅助夹、活动义齿、抛光轮（图 1-5-28）。

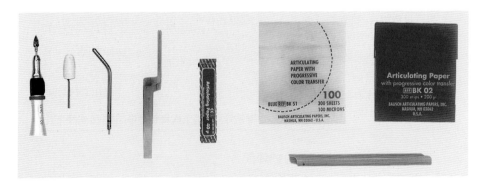

图 1-5-28 初戴义齿用物

2. 初戴义齿的医护配合流程

医师操作流程	护士配合流程
1. 戴入义齿 检查义齿就位、义齿基托贴合度及伸展范围、颌位关系,适当进行调改。	准备义齿,核对患者姓名、医师姓名及义齿修复的设计。用75%乙醇溶液棉球消毒义齿。基托检查后需调改义齿边缘,安装低速直牙科手机和钨钢磨头递予医师。调改时用强吸管吸除粉尘。
2. 调整咬合关系 使用咬合纸检查咬合关系并进行义齿修整。	将咬合纸夹持在咬合纸辅助夹上,根据需要递予医师。及时吸唾,安装低速直牙科手机及钨钢磨头供医师调𬌗。调改时用强吸管吸除粉尘。
3. 抛光义齿。	准备抛光磨头供医师抛光。指导患者摘戴义齿。

三、护理要点

1. 诊疗前评估患者性格、精神心理状况能否配合修复过程等。了解患者的就诊目的、对义齿的期望值。全口义齿的制作工序繁多复杂、制作时间长、就诊次数多,必须向患者解释清楚,以便减少患者的焦虑。

2. 严格按照水份比例及调和时间的要求调拌藻酸盐印模材料,调拌后材料应细腻,无气泡,流动性适当。

3. 试戴义齿蜡型时,应向患者解释试排牙蜡型的目的及注意事项,以免患者咬坏义齿蜡型。

四、术后宣教

1. 鼓励患者,增强使用义齿的信心,尽量将义齿戴在口中练习使用。初戴时会有异物感、不会吞咽、恶心、发音不清等情况,告诉患者耐心戴用,数日内即可缓解或消除。

2. 纠正不正确的咬合习惯。教会患者练习,先做吞咽动作,再做用后牙咬合的动作。

3. 口腔条件差,适应能力差而又有不良咬合习惯的患者,不宜过早戴用义齿咀嚼食物。可以先吃软的小块食物,咀嚼动作要慢,用两侧后牙咀嚼,不要用前牙咬碎食物。锻炼一段时间后,再逐渐吃一般的食物。

4. 养成保持义齿清洁的习惯,饭后应取下义齿用冷水冲洗,饭后及睡前取下冲洗干净。

5. 夜间应将义齿取下放入凉水中,以利于口腔支持组织有一定的时间休息。

6. 义齿如发生折断或损坏,应及时修补,并同时将折断部分带来复诊。

7. 若戴义齿后有不适的地方,应及时到医院复诊,患者不可自行修改。就诊前2~3h应将义齿戴入口中,以便医师通过黏膜上的压痕协助判断义齿不适处,利于修改。

8. 半年至一年复诊,不适随诊。

第十一节　变色牙漂白术的护理常规

牙漂白术分诊室漂白和家庭漂白两种方式,是将波长为480~520nm的高强度蓝光经由光纤传导,通过特殊光学镜片,隔除有害的紫外线与红外线后照射到涂抹在牙齿上的美白剂上,在最短的时间内使美白剂透过牙本质小管,与牙齿表面及深层的色素快速产生氧化还原作用,从而提高牙齿的VITA色阶。

一、适应证

1. 多数未知诱因引发的牙齿表面黑黄色变。
2. 外源性色素粘染(咖啡、烟渍、茶渍)。
3. 内源性色素沉着(四环素牙等)。
4. 氟牙症。
5. 先天性色素不均。

二、变色牙漂白术的护理配合

(一) 用物准备

1. 常规用物　一次性口腔检查盘、治疗用铺巾、口杯、吸唾管、棉球、棉卷、75%乙醇溶液棉球、三用气枪、低速弯牙科手机、抛光刷、抛光膏、光固化灯、棉签、护目镜、塑料拉钩、相机、比色板。

2. 冷光美白套装　牙齿美白凝胶及注射头、光固化牙龈保护剂、隔湿棉卷、护唇油、抛光砂、专业美白牙膏、开口器、强吸管。

3. 冷光美白仪。

(二) 变色牙漂白术的医护配合流程

医师操作流程	护士配合流程
1. 术前比色　用比色板确认患者美白前牙齿的颜色并拍照。	递予医师比色板,协助医师用塑料拉钩牵拉口角,进行术前拍照。
2. 牙面抛光。	安装低速弯牙科手机及抛光刷,蘸取抛光膏递予医师,协助医师与患者佩戴护目镜,同时向杯子内加水,抛光后嘱患者漱口。

医师操作流程	护士配合流程
3. 保护牙龈　使用开口器,吹干牙面及牙龈缘,将光固化牙龈保护剂涂在牙龈上,光固化灯照射约 3～5s 使其固化。	用棉签蘸护唇油涂抹在患者口角及唇上。递予医师开口器,安装冷光美白套装内的光固化牙龈保护剂的注射头并递予医师。准备光固化灯,照射 3～5s 使其固化。
4. 涂抹美白凝胶　吹干牙齿表面,将凝胶均匀涂抹于唇侧牙面上。	安装美白凝胶注射头,递予医师。
5. 冷光照射 (1) 调整美白仪照射角度,按开始键,开始第一次 15min 的光照。 (2) 程序结束后美白仪会自动停止,将牙面的凝胶用强吸管吸除干净。 (3) 重复步骤 4、5 两次,若患者感到不适、严重敏感或疼痛,则停止操作。	连接冷光美白仪,给患者佩戴护目镜,嘱患者若有不适请举左手示意,随时观察患者的反应。查看仪器时间,并连接强吸管。停止操作后通知医师。
6. 术后比色　结束后,取下牙龈保护剂、开口器,嘱患者漱口,进行比色、拍照,嘱患者术后注意事项。	递予医师比色板,协助医师拍照。将牙椅复位,取下护目镜,嘱患者漱口。

三、护理要点

1. 禁忌证　未满 16 岁者、孕妇及严重牙周病患者、敏感性牙齿、牙釉质发育不全或有较多缺损。

2. 清除美白凝胶时需用强吸管吸除干净,禁止用水冲洗,防止刺激黏膜。

3. 操作过程中,患者若有不适,可调低光照强度。若有严重敏感或疼痛,则应终止操作。

四、术后宣教

1. 告知患者治疗后 24h 内牙齿易染色,禁止食用有色食品如咖喱、咖啡、浓茶、有色饮料等。

2. 嘱患者治疗后 2～3 天内避免进食酸冷食物。

3. 定期复诊,不适随诊。

第六章

口腔颌面外科门诊护理常规

第一节　简单牙拔除术的护理常规

牙拔除术是运用全身或局部麻醉,通过手术的方法,将不能再行使口腔功能的牙拔除。它既是口腔颌面外科应用最广泛的手术,常作为某些牙病的终末治疗手段,也是治疗口腔颌面部牙源性疾病或某些相关全身性疾病的外科措施。

一、适应证

1. 牙体牙髓病、牙周病不能进行保留治疗的牙齿,如残根、残冠、极度松动的牙齿。

2. 牙体严重龋坏或根尖周病变不能有效治疗者。

3. 额外牙、异位牙影响咀嚼功能者。

4. 乳牙滞留,影响恒牙萌出者。

5. 智齿阻生,反复引起冠周炎者。

6. 外伤后牙冠折断至龈下或同时有牙根折断无法修复者,位于骨折线上的牙齿伴有感染影响骨折愈合者。

7. 影响义齿修复设计、矫正设计、按治疗计划需要拔除的牙齿。

8. 放射治疗前需要拔除的牙齿。

9. 引起身体其他疾病(如风湿性心脏病、细菌性心内膜炎、肾脏病、上颌窦炎、虹膜睫状体炎等)可疑的病灶牙,可考虑拔除。

二、简单牙拔除术的护理配合

(一) 用物准备

一次性口腔检查盘、治疗用铺巾、漱口杯、吸唾管、0.1%碘伏、棉签、麻药注射器、麻药注射针头、麻药、棉球、无菌手套、牙钳、牙刮匙、牙挺、弯止血钳、持针器、眼科剪、生理盐水、10mL注射器、无菌纱球等(图1-6-1)。

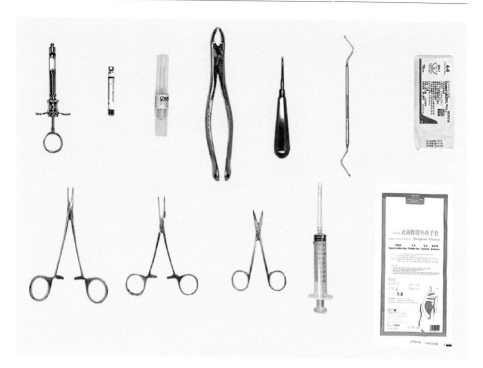

图 1-6-1　简单牙拔除术用物

（二）简单牙拔除术的医护配合流程

医师操作流程	护士配合流程
1. 治疗前准备及局部麻醉（询问患者既往史、过敏史等）。	协助患者坐上椅位，调节椅位及灯光。 递予医师碘伏棉签以消毒麻醉部位。 遵医嘱准备麻药及合适长度的针头，检查注射器是否严密，核对麻药的名称浓度、剂量和有效期等。 抽取麻药递予医师。
2. 核对牙位，分离牙龈。	协助医师核对病历、牙位。
3. 根据牙位形态使用牙钳、牙挺等工具。	与医师共同核对牙位。 及时吸唾，暴露视野。 递予医师正确的牙科工具，如牙钳、牙挺。 密切观察患者状况。 进行下颌牙拔除时，应用左手向上托护患者的下颌角，保护颞下颌关节，保持头部不随医师操作而晃动。
4. 窝洞搔刮。	及时吸唾，暴露视野。 递予医师大小适中的牙刮匙。 搔刮干净后，递予医师生理盐水注射器冲洗窝洞。

续表

医师操作流程	护士配合流程
5. 压迫止血/缝合压迫止血。	伤口需要缝合时准备针线、持针器、止血钳。 协助医师拉开口角，暴露术区。 及时吸唾，保持术野清晰。 递予医师无菌纱球，压迫止血。 整理患者仪容仪表。

三、护理要点

1. 拔牙术前协助医师询问患者有无拔牙禁忌证、药物过敏史等。

2. 操作过程中递予医师器械时应在患者下颌角胸前处传递，并严格遵守和执行无菌操作流程。

四、术后宣教

1. 告知患者咬紧纱球 30～40min 后自行取出，若继续出血，可再另咬纱球 30～40min。

2. 咬纱球期间，勿吐口水、说话，取出纱球后应尽量避免用舌或手触摸伤口。术后 2h 可进食，以温凉稀软食物为主。

3. 术后 1～2 天勿饮酒及剧烈运动，可吃软或稀的食物，切忌过热过硬的食物，避免用患侧咀嚼。

4. 手术当天吐出的唾液，可能略带血红色，属正常现象，不必紧张，伤口若有大量鲜血或血块流出，应立即到医院检查诊治以止血。

5. 术后 24h 不刷牙不漱口，次日可以刷牙但应避免触及创面以免血凝块脱落使拔牙创口愈合延迟。

6. 拔牙当天疼痛是正常的，可按医嘱服用止痛药，若 3～5 天仍有肿痛，应到医院就诊。

7. 术后若颜面肿胀或疼痛，24h 内可用冰袋冷敷，每次 20min，休息 10min 后，再继续冷敷，48h 后改热敷。

8. 若有伤口缝合，在手术后 5～7 天复诊拆线。

9. 保证充足睡眠，增强抵抗力，促进机体康复。

第二节　复杂牙拔除术的护理常规

一、适应证

1. 牙体牙髓病、牙周病不能进行保存治疗的牙齿，如残根、残冠、极度松动的牙齿。

2. 牙体严重龋坏或根尖周病变不能有效治疗者。

3. 额外牙、异位牙影响咀嚼功能者。

4. 乳牙滞留,影响恒牙萌出者。

5. 智齿阻生,反复引起冠周炎者。

6. 外伤后牙冠折断至龈下或同时有牙根折断无法修复者,位于骨折线上的牙齿伴有感染影响骨折愈合者。

7. 影响义齿修复设计、矫正设计、按治疗计划需要拔除的牙齿。

8. 放射治疗前需要拔除的牙齿。

9. 引起身体其他疾病(如风湿性心脏病、细菌性心内膜炎、肾脏病、上颌窦炎、虹膜睫状体炎等)可疑的病灶牙,可考虑拔除。

二、复杂牙拔除术的护理配合

(一) 用物准备

1. 常规用物　一次性口腔检查盘、治疗用铺巾、漱口杯、吸唾管、护目镜、凡士林棉签、0.1%碘伏、复方氯己定含漱液、无菌手套、无菌孔巾、生理盐水、10mL注射器、无菌棉球、无菌纱块、无菌纱球、无菌孔巾(图1-6-2)。

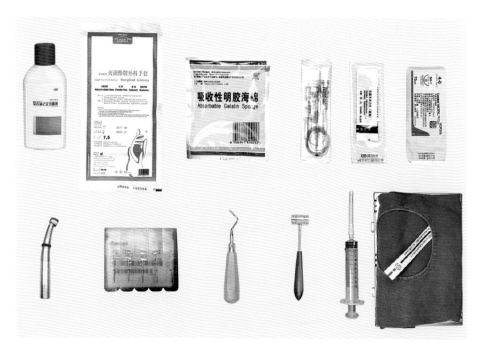

图 1-6-2　复杂牙拔除用物

2. 局部麻醉用物　0.1%碘伏、棉签、计算机控制无痛局部麻醉仪、计算机控制麻醉系统用带针手柄、麻药。

3. 外科手术包　刀柄、镊子、探针、口镜、牙刮匙(中/大)、弯止血钳、持针器、眼科剪、骨膜剥离器、牙挺、强吸管(图1-6-3)。

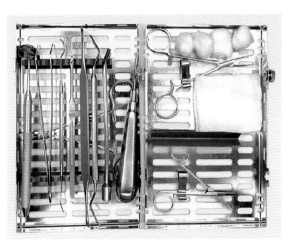

图 1-6-3　外科手术包

4. 特殊用物　高速牙科手机、裂钻、根尖挺、刀片、缝线、骨锤、明胶海绵。

（二）复杂牙拔除术的医护配合流程

医师操作流程	护士配合流程
1. 治疗前准备 （1）常规检查，拍X线片，交代手术的治疗过程及相关费用，签署手术知情同意书。	协助患者签署知情同意书，嘱患者用复方氯己定含漱液含漱1min。调整椅位，用凡士林棉签润滑口角，防止口镜牵拉引起患者不适。
（2）麻醉：局部浸润麻醉或阻滞麻醉。	递予医师碘伏棉签以消毒麻醉部位。遵医嘱准备麻药及合适长度的针头，安装于无痛麻醉仪上，核对麻药的名称浓度、剂量和有效期等。
（3）口内、口周消毒。	准备0.1%碘伏棉球，协助进行口内、口周消毒。
（4）戴无菌手套，铺孔巾覆盖于患者面部及前胸，暴露口腔。	协助打开手术包，根据需要打开已准备的器械、用物。告知患者勿用手或身体接触无菌区域。
2. 切开、翻瓣　用手术刀切开患牙术区，直达骨面，用骨膜剥离器将切开的牙龈瓣分开，暴露牙面。	安装强吸管，及时吸除术区血液，必要时用口镜协助牵拉口角，保持术野清晰。

续表

医师操作流程	护士配合流程
3. 去骨 根据骨质覆盖牙面状况,去除部分骨质。	用高速牙科手机去骨时,告知患者有响声和震动时勿担心,同时协助吸除术区血液和高速牙科手机喷出的冷却水,保持术野清晰,注意保护唇舌。
4. 分牙。	及时吸除血液和冷却水。 协助将分开的牙齿取出,防止误吞误吸。
5. 取出患牙 使用牙挺将牙挺松,用牙钳将牙完全脱位后取出。	递予医师牙挺或牙钳。
6. 拔牙创处理 用牙刮匙探查拔牙窝,检查是否有残片余留,清除肉芽组织和牙囊。冲洗拔牙窝内的残渣,在拔牙窝内充填明胶海绵。	递予医师牙刮匙和止血钳。 搔刮干净后递予医师生理盐水注射器冲洗窝洞,准备明胶海绵。
7. 缝合,压迫止血。	递予医师缝线、持针器、止血钳,用口镜牵拉口角保持视野清晰,协助剪断缝线。 递予医师无菌纱球,压迫止血。 整理患者仪容仪表。

三、护理要点

1. 拔牙术前协助医师询问患者有无拔牙禁忌证、药物过敏史等。

2. 进行下颌牙拔除时,应用左手向上托护患者的下颌角,保护颞下颌关节,保持头部不随医师操作而晃动。

3. 及时协助医师将分开的牙齿取出,防止误吞误吸。

四、术后宣教

1. 术后嘱患者咬纱球30~40min,出血较多者请患者静坐观察1h后将伤口上的纱球取出,再咬纱球30min,无明显出血现象再离开。

2. 拔牙后24h唾液内有少量血丝、张口稍困难都属于正常现象,如出现大的血块需及时就医。

3. 嘱患者24h内不刷牙漱口,以免血凝块脱落。术后2h可进食,手术当天进温凉的流食或半流食,避免过烫过硬的食物,以免造成创口出血。

4. 手术当天不剧烈运动、不饮酒抽烟。

5. 嘱患者保持口腔清洁,正确指导刷牙方法。

6. 术后遵医嘱应用抗生素,必要时可输液处理。交代漱口水的使用方法,注意口腔清洁。

7. 手术后若颜面肿胀或疼痛,24h 内可用冰袋冷敷,每次 20min,休息 10min 后,再继续冷敷,48h 后改热敷。

8. 术后 7 天复诊拆线。

第三节　根尖囊肿刮治术的护理常规

根尖囊肿是由于牙根尖部的肉芽肿、慢性炎症的刺激,引起牙周膜内的上皮残余增生,增生的上皮团块中央发生变性与液化,周围组织不断渗出,逐渐形成囊肿。

一、根尖囊肿刮治术的的护理配合

（一）用物准备

1. 常规用物　一次性口腔检查盘、治疗用铺巾、口杯、吸唾管、复方氯己定含漱液、生理盐水、10mL 注射器、无菌孔巾、无菌手套、棉球、纱块(图 1-6-4)。

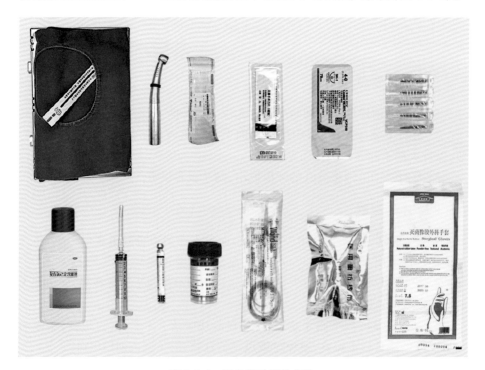

图 1-6-4　根尖囊肿刮治用物

2. 外科手术包　刀柄、镊子、探针、口镜、牙刮匙（中/大）、弯止血钳、持针器、眼科剪、骨膜剥离器、强吸管（图1-6-5）。

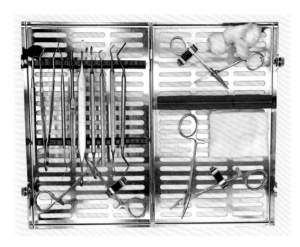

图1-6-5　外科手术包

3. 局部麻醉用物　0.1%碘伏、棉签、计算机控制无痛局部麻醉仪、计算机控制麻醉系统用带针手柄、麻药。

4. 其他用物　无菌孔巾、刀片、缝线、高速牙科手机、长柄球钻、裂钻、碘仿纱条、引流条、病理组织标本瓶。

（二）根尖囊肿刮治术的医护配合流程

医师操作流程	护士配合流程
1. 治疗前准备	
（1）常规检查，拍X线片，交代手术的治疗过程及相关费用，签署手术知情同意书。	协助患者签署知情同意书，嘱患者用复方氯己定含漱液含漱1min。调整椅位，用凡士林棉签润滑患者口角，防止口镜牵拉引起患者不适。
（2）麻醉：局部浸润麻醉或阻滞麻醉。	递予医师碘伏棉签以消毒麻醉部位。遵医嘱准备麻药及合适长度的针头，安装于无痛麻醉仪上，核对麻药的名称浓度、剂量和有效期等。
（3）口内、口周消毒。	准备0.1%碘伏棉球，协助进行口内、口周消毒。
（4）戴无菌手套，铺孔巾覆盖于患者面部及前胸，暴露口腔。	协助打开手术包，根据需要打开已准备的器械、用物。告知患者勿用手或身体接触无菌区域。
（5）接通各管道及高速牙科手机。	协助接通各管道、牙科手机、强吸管等。

续表

医师操作流程	护士配合流程
2. 切开、翻瓣。	及时吸除术区血液,必要时用口镜协助牵拉口角,保持术野清晰。
3. 用高速牙科手机去骨,暴露囊肿。	协助吸除涡轮机冷却水。 密切观察患者局部、神志、意识、脸色、及时向医师反映。
4. 摘除囊肿,放入病理标本瓶。	递予医师止血钳和眼科剪以去除囊肿和肉芽组织,协助医师将囊肿切除物放入标本瓶内,并记录切除时间。
5. 清理创口进行搔刮,并用生理盐水彻底冲洗。若有合并感染者,可放置引流条1~2天。	协助医师进行负压吸引,充分暴露术野。 递予医师生理盐水以冲洗,及时吸唾。 遵医嘱协助医师放置碘仿油纱或引流条。
6. 缝合并加压止血。	递予医师缝线、持针器、止血钳,用口镜牵拉口角保持视野清晰,协助剪断缝线。 递予医师无菌纱球,压迫止血。

二、护理要点

1. 注射麻药前认真询问患者有无高血压、糖尿病、药物过敏史。

2. 医师切除囊肿后,应及时将组织物放入标本瓶内,协助记录切除时间和放入标本瓶内的时间。术后根据医师开具的病理活检组织检验申请单,及时将患者的姓名、性别、年龄、科室、门诊号、组织物名称、切除部位、手术时间、手术医师等信息填写在标本瓶外标签和病理组织送检登记本上,双人核对无误后通知相关人员将标本送至检验室。

三、术后宣教

1. 术后嘱患者休息 30min,取出伤口上压迫的棉球,无明显出血现象再离开。

2. 术后 24h 内唾液中有少量血丝属于正常现象,如出现大的血块需及时就医。

3. 嘱患者 24h 内不刷牙漱口,术后 2h 可进食,手术当天进温凉的流食、半流食,避免过烫过硬的食物。下颌骨较大囊肿者,嘱不要咬硬物,以免造成骨折。

4. 手术当天不剧烈运动、不饮酒。

5. 嘱患者保持口腔清洁,指导正确的刷牙方法。

6. 术后遵医嘱应用抗生素。指导漱口水的使用方法,注意保持口腔清洁。

7. 术后 7 天复诊拆线,取病理检查报告结果。

第四节　口腔小肿物切除术的护理常规

一、口腔小肿物切除术的的护理配合

(一) 用物准备

1. 常规用物　一次性口腔检查盘、治疗用铺巾、口杯、吸唾管、复方氯己定含漱液、无菌手套(图 1-6-6)。

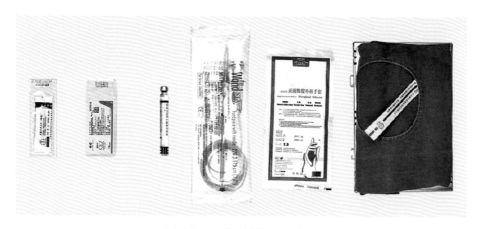

图 1-6-6　口腔小肿物切除术用物

2. 手术用物　外科手术包(刀柄、口镜、镊子、探针、牙刮匙、弯止血钳、持针器、眼科剪、强吸管、无菌孔巾、无菌纱球、无菌棉球、刀片、缝线。

3. 局部麻醉用物　0.1%碘伏、棉签、计算机控制无痛局部麻醉仪、计算机控制麻醉系统带针手柄、麻药。

（二）口腔小肿物切除术的医护配合流程

医师操作流程	护士配合流程
1. 治疗前准备	
（1）常规检查,交代手术的治疗过程及相关费用,签署手术知情同意书。	协助患者签署知情同意书,嘱患者用复方氯己定含漱液含漱 1min。
（2）麻醉:局部浸润麻醉或阻滞麻醉。	递予医师碘伏棉签以消毒麻醉部位。遵医嘱准备麻药及合适长度的针头,安装于无痛麻醉仪上,核对麻药的名称、浓度、剂量和有效期等。
（3）口内、口周消毒。	准备 0.1%碘伏棉球,协助进行口内、口周消毒。
（4）戴无菌手套,铺孔巾覆盖于患者面部及前胸,暴露术区。	协助打开手术包,根据需要打开准备的器械、用物。告知患者勿用手或身体接触无菌区域。
（5）连接强吸管。	协助接通强吸管等。
2. 切开、翻瓣。	及时吸除术区血液,必要时用口镜牵拉口角,保持术野清晰。
3. 切除肿物。	递予医师止血钳,协助用纱球压迫术区止血,保持术野清晰。
4. 肿物切除后立即放入病理标本瓶。	协助医师将切除物放入标本瓶内,并记录时间。
5. 缝合并加压止血。	递予医师针线、持针器、止血钳。协助剪断缝线。口内伤口用无菌纱球压迫止血,颌面部伤口用无菌纱球包扎,胶布固定。

二、护理要点

1. 切除肿物时,协助用无菌纱球压迫术区止血,保持术野清晰。

2. 切除肿物后,应及时将组织物放入标本瓶内,协助记录切除时间和放入标本瓶内的时间。术后根据医师开具的病理活检组织检验申请单,及时将患者的姓名、性别、年龄、组织物名称、切除部位、手术时间、手术医师等信息填写在标本瓶外标签和病理组织送检登记本上,双人核对无误后通知相关人员将标本送至检验室。

三、术后宣教

1. 术后伤口会感觉疼痛,一般无需处理,必要时遵医嘱口服止痛药。

2. 术后放在口内伤口上压迫止血的纱球,1h 后才能取出,24h 内唾液有少量血属正常现象。

3. 口内伤口术后 2h 才能进食,手术当天进温凉的流食或半流食,避免吃过硬过烫的食物。

4. 遵医嘱复诊,术后当天避免剧烈运动,不吸烟、饮酒,不吸吮伤口,不刷牙、漱口。

5. 保持颌面部伤口干燥清洁。

6. 术后注意口腔卫生,遵医嘱使用抗生素及漱口液,防止伤口感染。

7. 术后 7 天复诊拆线,取病理检查报告结果。

第五节　间隙感染切开引流术的护理常规

口腔、颜面部、颈部深面解剖结构均有致密的筋膜包绕,这些筋膜之间又有数量不等而彼此连续的疏松结缔组织或脂肪组织填充。由于感染常沿这些阻力薄弱的结构扩散,故将其视为感染发生和扩散的潜在间隙。临床上根据解剖结构和感染部位,将其分为不同名称的间隙,如咬肌间隙、翼下颌间隙、颞下间隙、咽旁间隙、口底间隙等。当有脓肿形成时,应及时切开引流。

一、适应证

适用于口腔颌面部间隙感染的切开排脓。

二、间隙感染切开引流术的护理配合

(一) 用物准备

1. 常规用物　一次性口腔检查盘、治疗铺巾、漱口杯、吸唾管、护目镜、0.1%碘伏、无菌手套、3%过氧化氢、0.9%生理盐水、10mL 注射器、无菌棉球、无菌纱球、胶布。

2. 局部麻醉用物　0.1%碘伏、棉签、计算机控制无痛局部麻醉仪、计算机控制麻醉系统用带针手柄、麻药。

3. 切开引流用物　刀柄、刀片、持针器、弯止血钳 2 把、眼科剪、强吸管、引流条(或碘仿纱条)(图 1-6-7)。

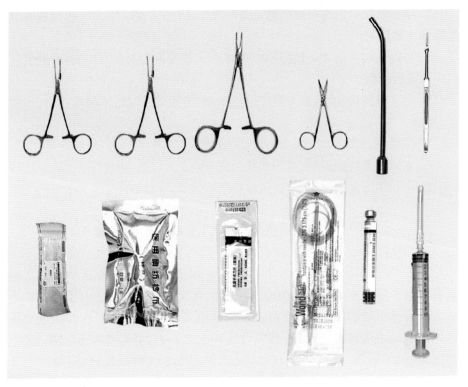

图 1-6-7 切开引流用物

（二）间隙感染切开引流术的医护配合流程

医师操作流程	护士配合流程
1. 治疗前准备 （1）常规检查，拍 X 线片，交代手术的治疗过程及相关费用。	协助医师解释手术的必要性，向患者介绍治疗方法、步骤、治疗时间、并发症及预后。对情绪紧张的患者给予安抚，并耐心解释和疏导。
（2）麻醉：局部浸润麻醉或阻滞麻醉。	递予医师碘伏棉签以消毒麻醉部位。遵医嘱准备麻药及合适长度的针头，安装于无痛麻醉仪上，核对麻药的名称、浓度、剂量和有效期等。
（3）消毒。	准备 0.1% 碘伏棉球，协助进行术区消毒。
2. 切开 切口位置应在脓腔的低位，尽量选择愈合后瘢痕隐秘的位置。	递予医师刀片。 协助用纱球或强吸管去除脓液。
3. 冲洗脓腔 用 3% 过氧化氢、0.9% 生理盐水交替冲洗脓腔。	交替递予医师 3% 过氧化氢、0.9% 生理盐水冲洗液，协助吸净冲洗液。

续表

医师操作流程	护士配合流程
4. 放置引流条 一般口内用碘伤纱条或引流条,口外可用盐水纱条或引流条。	递予医师弯止血钳,准备合适长度、大小的引流条或碘伤纱条递予医师,协助引流条的放置。
5. 包扎固定。	口外伤口用纱布覆盖伤口,并用胶布固定。

三、护理要点

1. 术前向患者解释感染会影响麻药效果,操作过程中患者会感觉到疼痛,取得患者理解,以更好配合治疗。

2. 颜面危险三角区的脓肿切开后,严禁挤压,以防感染向颅内扩散。

四、术后宣教

1. 若间隙感染在口内发生,嘱患者术后 1h 内禁食、禁饮,勿漱口及反复吸吮伤口。

2. 指导患者术后切口会出现疼痛,必要时遵医嘱服用镇痛药、抗菌药物。

3. 嘱患者每日复诊更换引流条。

4. 必要时遵医嘱用漱口液漱口。勿自行挤压感染部位,勿自行拔出引流条,勿用手触摸皮肤伤口,避免污染伤口。

5. 感染控制后,及时处理病灶牙,不能保留的患牙及早拔除。

第六节 牙弓夹板固定术的护理常规

牙弓夹板固定术用于松动牙的固定。口腔科临床应用较多,并根据需要设计了多种形式的金属牙弓夹板。现在临床常用的是不锈钢丝牙弓夹板和铝丝牙弓夹板。

一、适应证

1. 因外伤所致的牙齿松动、移位、脱出,需要复位者。

2. 单纯牙槽突骨折且不伴有颌骨骨折者。

二、牙弓夹板固定术的护理配合

（一）用物准备

1. 常规用物 一次性口腔检查盘、治疗用铺巾、漱口杯、吸唾管、0.1%碘伏、棉签、麻药注射器、麻药注射针头、麻药、棉球、3%过氧化氢、生理盐水、10mL注射器、无菌孔巾、纱块(图1-6-8)。

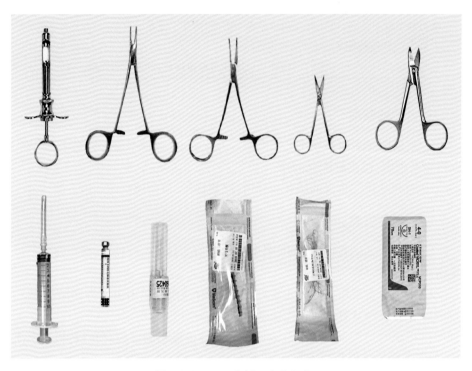

图1-6-8　牙弓夹板固定术用物

2. 特殊用物　弯止血钳、持针器、眼科剪、钢丝剪、牙弓夹板、结扎丝、缝线等。

（二）牙弓夹板固定术的医护配合流程

医师操作流程	护士配合流程
1. 治疗前准备及麻醉(询问患者既往史、过敏史等)。	协助患者坐上椅位,调节椅位及灯光。 递予医师碘伏棉签以消毒麻醉部位。 遵医嘱准备麻药及合适长度的针头,检查注射器是否严密,核对麻药的名称、浓度、剂量和有效期等。 抽取麻药递予医师。
2. 清创。	遵医嘱递予医师3%过氧化氢、生理盐水以交替清洗口内创面,及时吸除冲洗液。
3. 牙外伤复位。	协助将移位的外伤牙复位,给予患者心理指导以缓解其紧张情绪。

医师操作流程	护士配合流程
4. 牙弓夹板固定　固定牙弓夹板,将裁剪好的结扎丝穿过牙齿之间固定。如固定时有软组织撕裂,则需缝合。	遵医嘱将结扎丝剪成 6~8cm 的若干小段备用,协助医师固定牙弓夹板以及牵引结扎丝穿过牙齿之间固定。如需缝合,递予医师缝线、持针器、弯止血钳,协助牵拉口角,剪断缝线。术中密切观察患者的病情,及时报告医师并配合处理。

三、护理要点

1. 操作前向患者介绍牙弓夹板固定的时间较长,对进食、口腔清洁有一定影响,容易引起患者的顾虑,应针对患者的心理问题耐心解释,从而保证手术顺利进行。

2. 术后定期复查,必要时拍摄 X 线片,择期拆除固定。

四、术后宣教

1. 告知患者术后牙齿出现疼痛、酸胀等不适,牙龈可能出现轻微红、肿胀的炎症反应,甚至口腔溃疡等均属于常见现象,几天后会自行适应、缓解,无需特殊处理。如出现剧烈牙痛或牙周脓肿等严重反应,应及时复诊处理。

2. 尽量避免用舌或手触摸伤口,待麻药药效消失(一般 2h)后方可进食。

3. 术后 1~2 天勿饮酒及剧烈运动,可吃软或稀的温凉食物,切忌过热的食物。

4. 3 个月内避免用患牙咀嚼。

5. 指导患者保持口腔卫生,认真做好口腔清洁,配合使用牙间隙刷等,饭后漱口及使用漱口液,遵医嘱服用抗生素防止伤口感染。

6. 按时复诊,观察牙齿的恢复情况。

第七节　颞下颌关节腔内注射术的护理常规

颞下颌关节腔内注射术是治疗颞下颌关节紊乱病的重要方法。通过关节腔内注射这一简便、微创的治疗方法,可以为颞下颌关节紊乱病导致的关节组织破坏提供一个消炎、促愈的环境,促进颞下颌关节盘的再生与修复。

一、适应证

适用于颞下颌关节紊乱病的治疗。

二、颞下颌关节腔内注射术的护理配合

(一) 用物准备

一次性口腔检查盘、治疗用铺巾、口杯、棉签、棉球、碘酊、75%乙醇溶液、麻药、激素类药物、透明质酸制剂、无菌手套、5mL 注射器。

(二) 颞下颌关节腔内注射术的医护配合流程

医师操作流程	护士配合流程
1. 治疗前准备　向患者介绍该操作的治疗过程、预后、费用等。	协助医师向患者解释治疗的主要过程,给予患者心理指导,缓解其紧张焦虑的情绪。
2. 消毒注射区域　耳前区常规碘酊消毒,再用75%乙醇溶液脱碘。	调整患者椅位至坐式头侧位。 准备碘酊棉球、75%乙醇溶液棉球递予医师消毒。
3. 戴手套,抽取药物。	按无菌原则打开注射器递予医师。 用砂轮去掉麻药及注射药物的安剖,递予医师混合抽取药物。
4. 注射　医师抽取药物后在耳屏前 1cm 处、髁后方进行关节上腔穿刺。	护士及时固定患者头部:一只手固定头顶,另一只手固定下颌。
5. 压迫止血。	嘱患者按压针口 10~15min。

三、护理要点

1. 穿刺前检查穿刺部位皮肤的完整性。禁止在皮肤感染或破损处进针,以减少发生关节腔感染的危险性。

2. 注射完毕后,按压针眼 10~15min,预防出血,24h 内冰敷。

四、术后宣教

1. 一般情况下注射后会有胀痛不适感,次日可明显减轻或消失。严重者 1~3 日后反应自行消失。

2. 饮食不予限制,但应避免咬嚼坚硬的食物。

3. 指导患者应消除精神紧张的心理状态,保持乐观、放松、心胸开阔的精神状态,劳逸结合,积极参加文体活动。

4. 不要养成咬牙习惯,勿大张口,打哈欠时要注意保护颞下颌关节。

5. 冬季时注意面部防寒保暖。

第八节　牙槽嵴修整术的护理常规

牙槽嵴修整术的目的是矫正牙槽突各种妨碍义齿戴入和就位的畸形，使牙槽嵴能均匀承受咬合压力，以恢复咀嚼、言语、面容等口腔颌面部功能。

一、适应证

1. 拔牙后 2~3 个月，拔牙创基本愈合，牙槽突改建趋于稳定时进行。
2. 拔牙时发现明显骨突者，应在拔牙时进行修正。
3. 义齿基托下方牙槽嵴有严重突出者。
4. 拔牙后牙槽骨吸收不全，留有尖锐的骨缘或隆起者。
5. 上下颌间隙过小，义齿带入困难者。
6. 前牙牙槽骨过分前突，妨碍义齿建立正常𬌗并妨碍美观者。

二、牙槽嵴修整术的护理配合

（一）用物准备
1. 常规用物　一次性口腔检查盘、治疗用铺巾、吸唾管、漱口杯、0.1%碘

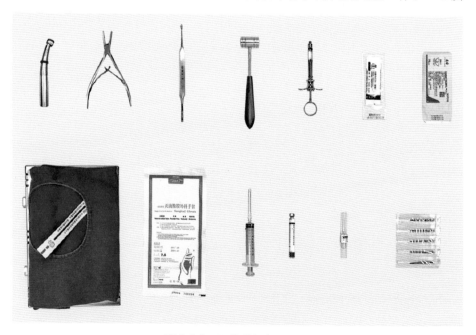

图 1-6-9　牙槽嵴修整术用物

伏、棉签、棉球、麻药、麻药注射器、麻药注射针头、生理盐水、10mL注射器、无菌孔巾、无菌手套、无菌棉球、纱布。

2. 牙槽嵴修整术用物　高速牙科手机、车针、骨锉、咬骨钳、骨锤、骨凿、手术刀片、缝线、无菌纱球等（图1-6-9）。

3. 外科手术包　刀柄、镊子、探针、口镜、牙刮匙、止血钳、持针器、眼科剪、骨膜剥离器、强吸管。

（二）牙槽嵴修整术的医护配合流程

医师操作流程	护士配合流程
1. 局部麻醉。	递碘予医师伏棉签以消毒麻醉部位。遵医嘱准备麻药，检查注射器是否严密，核对麻药的名称、浓度、剂量和有效期等，确认无误后抽吸麻药递予医师。
2. 消毒，戴手套，铺孔巾。	用0.1%碘伏棉球消毒口周、口内。 打开手术器械包，将其他手术用物按无菌原则打开，依次放入手术包内，协助医师连接涡轮机、强吸管。 调整椅位光源，戴手套。
3. 切开翻瓣　用手术刀沿手术部位做弧形切口、角形切口或梯形切口（图1-6-10），切开黏膜（视手术范围的大小选用不同切口），翻瓣（图1-6-11），将骨膜剥离器伸入骨膜下，行骨膜下黏骨膜的全层剥离。	安装刀片递予医师。 递予医师骨膜剥离器，协助牵拉口角，充分暴露术野。 强吸管应置于切口的下缘，随着手术刀的移动而移动，及时抽吸血液。
4. 去除牙槽骨　使用咬骨钳或骨锉、涡轮机去除骨尖、骨突、骨嵴。	遵医嘱递予医师咬骨钳或准备涡轮机（图1-6-12）。
5. 磨平牙槽骨表面，清理碎屑。	递予医师骨锉以修整骨面（图1-6-13，图1-6-14）。 递予医师生理盐水冲洗针以反复冲洗碎屑，及时用强吸管吸净口内液体。
6. 软组织瓣复位，修剪多余软组织，缝合伤口。	递予医师缝线、持针器、弯止血钳，协助牵拉口角，用眼科剪剪断缝线。 递予医师无菌纱球，协助压迫止血。

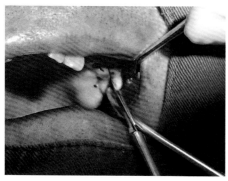

图 1-6-10　切开

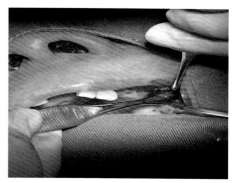

图 1-6-11　翻瓣

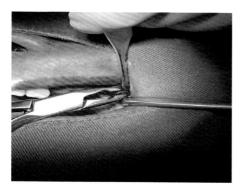

图 1-6-12　咬骨

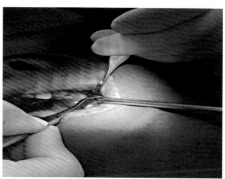

图 1-6-13　锉骨

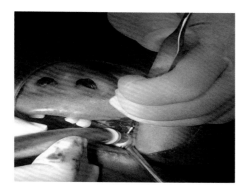

图 1-6-14　抛光

三、护理要点

1. 嘱患者在手术过程中不要用口呼吸,因使用涡轮机时会有液体流出,避免误吞液体,引起呛咳、窒息以及吸入性肺炎。如口内有液体护士会用强吸管及时吸除,应保持放松状态。

2. 手术过程如有不适应举左手示意,右手不能随意摆动,因医师及手术器械均置于患者的右边,以防误伤。

四、术后宣教

1. 嘱患者咬纱球 30min,30min 后自行吐出。24h 内口腔内有少许血丝属正常现象。

2. 术后 2h 麻药逐渐消失,方可进食,应以半流质或软食为主,温度以温凉为宜,不宜过热。勿用患侧咀嚼,戒烟酒,以防术后出血影响伤口愈合。

3. 术后伤口周围局部肿胀属正常反应,可于 24h 内冰敷相应手术部位,以减轻疼痛及术后水肿和炎症反应。冷敏感、高血压、风湿病和体质差的老年人应慎用或忌用冰敷。

4. 术后 2 天禁止剧烈运动。如需药物治疗,应向患者讲解药物的服用方法及注意事项。

5. 1 周后拆线,不适随诊。

第九节　离体牙再植术的护理常规

离体牙是指由于外伤、专科拔牙、牙周病、自然脱落等原因,导致牙齿脱离出上下颌骨牙槽窝的牙。

牙再植术是将因各种原因脱位的牙处理后,原位植入牙槽窝内,分即刻再植和延期再植两种,后者极少应用。再植牙一般以年龄小、牙根尚未发育完全、根尖孔呈喇叭状者效果良好。

一、适应证

由于外伤导致牙齿脱离出上下颌骨牙槽窝的牙(外伤全脱位牙)。

二、离体牙再植术的护理配合

(一)用物准备

1. 常规用物　一次性口腔检查盘、治疗用铺巾、漱口杯、吸唾管、生理盐水、不锈钢小杯、抗生素药液、棉球、无菌手套、局部麻药、麻药注射器、麻药注射针头、10mL 注射器、0.1% 碘伏、棉签、无菌孔巾、钢丝剪、牙弓夹板、结扎丝、缝线、纱球等（图 1-6-15）。

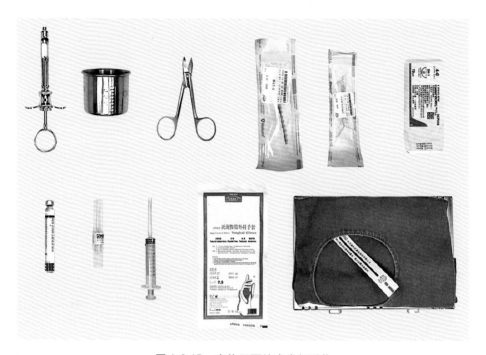

图 1-6-15　离体牙再植术常规用物

2. **外科手术包**　口镜、探针、镊子、牙刮匙（中/大）、持针器、弯止血钳、眼科剪、强吸管等。

（二）离体牙再植术的医护配合流程

医师操作流程	护士配合流程
1. 术前对患者进行初始评估（患者的相关病史、X 线检查、基本情况及全身系统状况等），制订治疗方案，患者知晓并签订知情同意书。	配合医师解释手术的必要性，患者知情同意后调节椅位及灯光。 初步处理离体牙：用 0.9% 生理盐水清洗干净后置于抗生素（如庆大霉素）药液中浸泡 15~30min。
2. 术式 （1）根管已发育完成者：离体牙行一次性根管充填术。	遵医嘱准备备充包（治疗步骤同根管治疗术）。
（2）离体时间为 0.5~2h：可考虑直接再植，不进行根管充填术。	直接行离体牙再植术。

续表

医师操作流程	护士配合流程
3. 处理牙槽窝。	递予医师生理盐水以冲洗牙槽窝,及时吸唾。
4. 局部浸润麻醉或传导阻滞麻醉。	遵医嘱准备麻药,检查注射器是否严密,核对麻药的名称、浓度、剂量和有效期等,确认无误后抽取麻药递予医师。 用0.1%碘伏消毒口周口内,撤掉检查盘,开启外科手术包。
5. 消毒洗手,戴无菌手套。	戴无菌手套。
6. 离体牙处理完善后植入牙槽窝,准确复位。	合理使用口镜协助医师牵拉口角,暴露操作视野,递予医师合适的牙弓夹板、结扎丝,协助固定牙齿。
7. 结扎固定牙。	递予医师持针器结扎固定牙、递予医师钢丝剪剪钢丝。 术中及时吸唾,调节光源,协助牵拉口角,保持术野清晰,密切观察病情。
8. 手术结束。	清洁患者面部,整理用物,清洁消毒。

三、护理要点

1. 术前应用无菌生理盐水反复冲洗离体牙,直至干净无污物。

2. 术中密切观察患者,嘱患者大张口,头部不应随意晃动,避免造成误吞误吸。及时暴露牙齿操作区域,为医师取得最好的视野。

3. 熟练离体牙再植术的操作流程,能够及时配合医师,高效完成手术。

四、术后宣教

1. 尽量避免用舌或手触摸伤口,待麻药药效消失(一般2h)后方可进食。

2. 术后1~2天勿饮酒及剧烈运动,可吃软或稀的温凉食物,切忌过热的食物,3个月内避免用患牙咀嚼。

3. 指导患者保持口腔卫生,正确使用口腔护理工具,如牙间隙刷、冲牙器等,饭后漱口及使用抗炎漱口水,遵医嘱服用抗生素。

4. 告知患者按时复诊,不适随诊。

第七章

口腔种植治疗护理常规

第一节　种植前微创拔牙术的护理常规

种植前微创拔牙术是通过采用涡轮机及微创拔牙器械拔除患牙,避免对牙龈组织及牙槽嵴顶骨组织的挤压和损失,拔牙时尽量保存拔牙窝处的软硬组织,为种植手术的成功奠定基础。

一、适应证

1. 经牙体牙髓科诊断无法保守治疗的患牙要求进行种植修复者。
2. 不能进行修复和没有保存价值的残根、残冠。
3. 不能保留的晚期牙周病的患牙,种植修复前口腔牙周病得以控制者。

二、种植前微创拔牙术的护理配合

（一）用物准备

1. 常规用物　一次性口腔检查盘、治疗用铺巾、吸唾管、口杯、护目镜、孔巾。

2. 微创拔牙器械盒　口镜、镊子、探针、刀柄（7#）、骨膜剥离器、刮匙（中）、强吸管、微创拔牙刀、眼科剪（弯）、弯止血钳、持针器（图1-7-1）。

3. 局部麻醉用物　碘伏棉签、计算机控制无痛局部麻醉仪、计算机控制麻醉系统用带针手柄、麻药。

4. 消毒用物　0.1% PVP-I 消毒液、复方氯己定漱口液。

5. 微创拔牙用物　高速涡轮机、裂钻车针、上颌/下颌根尖钳。

6. 其他用物　生理盐水、10mL 注射器、无菌手套、明胶海绵、缝线、棉球、纱球等(图1-7-2)。

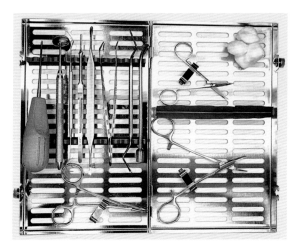

图 1-7-1　微创拔牙器械盒

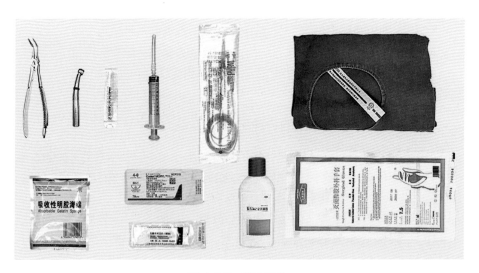

图 1-7-2　特殊用物

（二）种植前微创拔牙术的护理配合

医师操作流程	护士配合流程
1. 麻醉　局部浸润麻醉或传导阻滞麻醉。	递予医师碘伏棉签以消毒麻醉部位。 遵医嘱准备麻药及麻管,检查无痛麻醉仪是否正常工作,核对麻药的名称、浓度、剂量及有效期等,确认无误后连接到无痛麻醉仪上,递予医师。
2. 消毒　常规消毒口内口周。	递予患者 20mL 复方氯己定漱口液含漱 1min。 准备 6~8 个消毒棉球置于口腔检查盘上,递予医师消毒。
3. 戴无菌手套,铺孔巾,连接强吸管。	打开无菌手套递予医师,打开无菌器械盒的外包装,协助医师连接强吸管。
4. 分离牙龈　用剥离器分离牙龈和牙周膜韧带。	及时吸除术区血液,保持术野清晰。
5. 分根　用高速涡轮机安装车针进行分根。	打开裂钻车针置于无菌包,及时吸除术区的血液和冷却水。
6. 挺松　使用微创拔牙刀将分离的牙根挺松。	及时吸除术区血液,使术区视野清晰。
7. 拔除　使用上/下颌根尖钳分别夹除牙根。	根据牙位打开牙钳递予医师。
8. 搔刮　拔牙窝使用刮匙刮除感染的肉芽组织。	协助牵拉口角,暴露术野。
9. 冲洗　拔牙窝用无菌生理盐水冲洗。	打开 10mL 无菌注射器置于于无菌包,协助医师倒入拔牙窝生理盐水,及时吸除冲洗液体。
10. 放置碘仿明胶海绵。	用镊子夹取一小块碘仿明胶海绵置于无菌包。
11. 根据情况缝合伤口。	按照无菌要求打开缝线,协助医师完成缝合。
12. 用生理盐水冲洗口腔。	用注射器抽取生理盐水,及时吸唾。
13. 在拔牙创放置纱球,嘱患者咬紧,压迫拔牙创。	夹取无菌纱球递予医师,嘱患者咬紧纱球,并及时清理患者面部、口角的污渍、血渍等,整理用物。

三、护理要点

1. 术前嘱患者用漱口液漱口后不能再次使用清水漱口。

2. 术中应及时吸除术区的血液、唾液及冲洗用的生理盐水,使术区视野清晰。

四、术后宣教

1. 术后嘱患者咬纱球 1h,出血较多者请患者静坐观察 1h 后将伤口上的纱球取出,再咬纱球 30min,无明显出血再离开。

2. 拔牙后 24h 唾液内有少量红血丝、张口稍困难都属于正常现象,如出现大的血块需及时就医。

3. 嘱患者 24h 内不刷牙漱口,以免血凝块脱落。术后 2h 可进食,手术当天进温凉的流食或半流食,避免过烫过硬的食物,以免造成创口出血。

4. 手术当天不剧烈运动、术后 7 天不饮酒抽烟。

5. 24h 后可以刷牙,嘱患者保持口腔清洁,指导正确的刷牙方法。

6. 术后 7 天复查伤口和拆除缝线。

第二节　常规种植手术的护理常规

常规种植手术可分为潜入式种植术和非潜入式种植术。潜入式种植术分为两个阶段完成,一期手术为植入种植体后,用黏骨膜瓣完全覆盖种植创面,并使种植体在无负重条件下于颌骨内顺利产生骨结合;3~6 个月后行二期手术,暴露种植体顶端并安装愈合基台,此过程叫潜入式种植术。如患者口腔条件允许,可在一期手术的同时进行二期手术,称为非潜入式种植术。

一、适应证

1. 牙齿缺失至少 3 个月以上的单颗牙缺失或多颗牙缺失患者。

2. 牙齿缺失至少 3 个月以上的无牙颌患者。

3. 经医师诊断后无法保留的患牙并且适合即拔即种的患者。

二、常规种植手术的护理配合

(一) 术前准备

1. 术前检查、评估

(1) 完善实验室血液检查(血常规、凝血四项、乙肝、丙肝、梅毒、艾滋病等),影像学检查[CT、根尖片或全口牙位曲面体层 X 线片(俗称全景片)]。

(2) 评估患者的全身情况,了解其既往史、过敏史、全身状况、口内情况、治疗计划。

2. 患者准备

(1) 常规术前洁牙,口内其他牙齿如有问题需提前完成治疗。

（2）术前与患者谈话，告知其手术风险，说明治疗计划、手术过程、注意事项等，减轻其焦虑和恐惧心理并指导患者签署种植手术同意书及材料单。

（3）给患者铺治疗巾，患者戴手术帽、穿鞋套，嘱患者用复方氯己定漱口液含漱，测量生命体征，引导患者进入手术室，调好椅位和灯光，连接好心电监护仪。

3. 手术用物准备

（1）常规用物：一次性口腔检查盘、治疗用铺巾、吸唾管、口杯、护目镜。

（2）口腔种植敷料包：手术衣2件、中单2件、大孔巾。

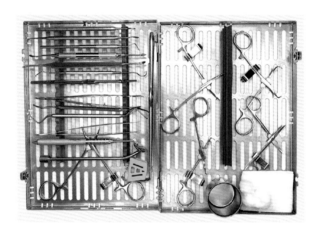

图 1-7-3　种植基础器械包

（3）种植基础器械包：布巾钳、牙周探针、开口器、镊子、骨膜剥离器、口镜、探针、刀柄（7#）、骨膜剥离器、牙龈剥离器、刮匙（中）、刮匙（大）、深拉钩、洁治器、强吸管、眼科剪、弯止血钳、持针器、不锈钢量杯、不锈钢圆碗（图 1-7-3）。

（4）局部麻醉用物：碘伏棉签、计算机控制无痛局部麻醉仪、计算机控制麻醉系统用带针手柄、麻药。

（5）消毒用物：0.1% PVP-I 消毒液、复方氯己定漱口液。

（6）种植设备和器械：种植手机 20∶1、种植机（图 1-7-4）、冷却盐水管、种植工具盒、马达导线、一次性连接吸引管、3L 无菌防护套、250/500mL 生理盐水（图 1-7-5）。

（7）其他：无菌手套、刀片、缝线、无菌棉

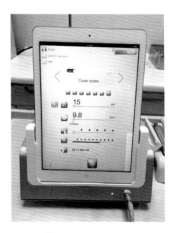

图 1-7-4　种植机

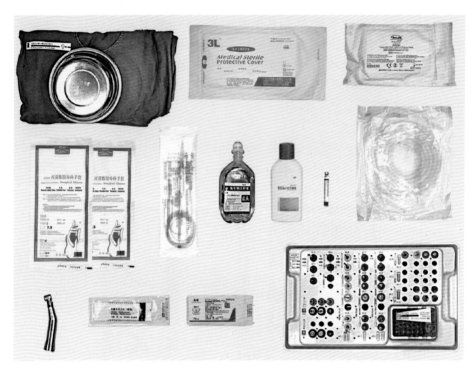

图 1-7-5　特殊用物

球、无菌纱球等。

（二）种植手术的医护配合流程

医师操作流程	巡回护士配合流程	器械护士配合流程
1. 麻醉　局部浸润麻醉。	递予医师碘伏棉签以消毒麻醉部位,遵医嘱准备麻药及麻管,检查无痛麻醉仪是否正常工作,核对麻药的名称、浓度、剂量及有效期等,确认无误后连接到无痛麻醉仪上,递予医师。	
2. 消毒　用 0.1% PVP-I 消毒棉球消毒口内和口周。	递予患者 20mL 复方氯己定漱口液含漱 1min。准备 8~10 个消毒棉球置于口腔检查盘,递予医师消毒。 嘱患者勿用手触碰消毒区域,不适时举左手示意。 按照无菌要求打开敷料包和基础器械包,打开无菌手套外包装递予器械护士。	外科洗手,手消毒,进入手术室进行术前器械准备。

续表

医师操作流程	巡回护士配合流程	器械护士配合流程
3. 铺单　外科洗手,手消毒后,穿手术衣,戴无菌手套,铺单。	协助医师和器械护士穿手术衣。按照无菌原则依次打开 15# 刀片、缝线、一次性连接吸引管、种植手机 20：1、冷却盐水管、3L 无菌防护套,根据需要打开相应种植系统的工具盒。协助器械护士连接强吸管、种植手机、冷却盐水管。	协助医师铺手术单。安装刀片,连接强吸管、种植手机、冷却盐水管。按照医师的使用习惯摆放好各类器械。
4. 切开　根据种植体植入位置做切口。		递予医师刀柄。
5. 翻瓣　剥离黏骨膜,充分暴露骨组织,必要时修整骨面,去除锐利的骨嵴。	及时调节术区光源。	递予医师骨膜剥离器,及时吸除唾液及术区血液,暴露术区视野,使术区视野清晰。
6. 逐级备洞 (1) 球钻定点:确定种植体的植入点。 (2) 先锋钻定向:先后以不同直径的先锋裂钻依次钻孔,确定种植体的位置、深度、轴向。 (3) 测量:使用每根钻针后,检测种植体的位置、深度、轴向。 (4) 扩大钻逐级备洞,使用各个扩大钻逐级备洞,直到达到种植体所需的直径。 (5) 终末钻成形。	密切监测心电监护仪,及时询问患者的情况,术中根据需要或者遵医嘱及时调节种植机的转速、减速比、扭矩和旋转方向等。及时调节光源,保证术区视野清晰。	根据医师要求及时更换不同类型、直径的钻针。及时吸除口内冷却液和唾液。
7. 种植体植入　采用机动或手动旋入种植体,待种植体初步固定于骨组织,用扭矩扳手将种植体完全植入骨组织。	遵医嘱打开相应型号的种植体,与医师确认无误后方可打开。将种植机调到植入程序,与医师确认扭矩参数。做好手术资料的记录和使用材料的登记。	递予医师扭矩扳手。
8. 安装覆盖螺丝或愈合基台　如安装覆盖螺丝,则需进行二期手术,更换愈合基台。	遵医嘱打开对应型号的覆盖螺丝或愈合基台。	将覆盖螺丝或愈合基台固定于扳手上递予医师。

续表

医师操作流程	巡回护士配合流程	器械护士配合流程
9. 缝合　无张力关闭软组织,严密缝合。	协助医师调节术区光源。	递予医师夹好缝线的持针器、止血钳,协助牵拉口角,剪线。
10. 冲洗伤口,压迫止血。	将种植机调到冲洗程序。 用无菌持物钳夹取无菌纱球置于器械包内较清洁区域。 协助整理患者面容,引导患者下牙椅休息,整理用物。	递予医师种植手机冲洗伤口,及时吸取冲洗液。 用镊子夹取无菌纱球递予医师压迫止血。 撤除孔巾和手术单,清理患者面部、口角的污渍、血渍等。

三、护理要点

1. 注射麻药前询问患者有无高血压、心脏病,此类患者禁用盐酸阿替卡因肾上腺素注射液。

2. 根据术者要求调节种植机的转速、减速比、扭矩、旋转方向等。根据需要及时调整患者椅位、灯光,并补充术中临时所需的器械和手术用物。

3. 手术配合过程中应及时吸除唾液、血液及冷却盐水,避免手套、牙齿、唾液等物触及种植体表面。

四、术后宣教

1. 术后观察患者生命体征,待平稳后方可离开。

2. 防止出血,口内纱球咬 1h 后吐出。

3. 术后 24h 内术区会有少量出血,可自行停止,局部会有血凝块,2 周可自行吸收,若出血不止,应及时就诊。

4. 嘱患者注意饮食及口腔卫生,手术当天进温凉软食,禁食热、硬、辛辣、刺激的食物,禁烟酒,忌用术侧咬食物,以免伤口裂开。手术当天不要刷牙,术后第二天可以刷牙,但要注意保护伤口,进食后用清水漱口。

5. 睡眠时避免术侧受压。

6. 术后 3~5 天内术区会出现局部肿胀,术后 2 天可用冰块间断冰敷。

7. 愈合基台若松动,应及时就诊,重新紧固,以防误吞或吸入。

8. 术后 7~10 天复诊拆线,观察伤口愈合情况。

第三节　引导骨组织再生技术的护理常规

引导骨组织再生技术是以重建骨组织为目的,在骨缺损区植入植骨材料,覆盖生物屏障膜,并借此屏障膜隔离影响新骨生成的上皮细胞和成纤维细胞的长入,保证新骨在骨缺损区的生成。

一、适应证

1. 垂直性骨吸收形成的骨缺损。
2. 根尖病变较大的患牙。
3. 牙周病较重的患者。

二、引导骨组织再生技术的护理配合

(一) 术前准备

1. 术前检查、评估

(1) 完善实验室血液检查(血常规、凝血四项、乙肝、丙肝、梅毒、艾滋病等),影像学检查(CT、根尖片或全景片)。

(2) 评估患者的全身情况,了解其既往史、过敏史、全身状况、口内情况、治疗计划。

2. 患者准备

(1) 常规术前洁牙,口内其他牙齿如有问题需提前完成治疗。

(2) 术前和患者谈话,告知其手术风险,说明治疗计划、手术过程、注意事项等,减轻其焦虑和恐惧心理,并指导患者签署骨移植手术同意书及材料单。

(3) 给患者铺治疗巾,戴手术帽、穿鞋套,嘱患者用复方氯己定漱口液含漱,引导患者进入手术室,调好椅位和灯光,连接好心电监护仪。

3. 手术用物准备

(1) 常规用物:一次性口腔检查盘、治疗用铺巾、吸唾管、口杯、护目镜。

(2) 口腔种植敷料包:手术衣2件、中单2件、大孔巾。

(3) 种植基础器械包:布巾钳、牙周探针、开口器、镊子、牙骨膜剥离器、口镜、探针、刀柄(7#)、骨膜剥离器、牙龈剥离器、刮匙(中)、刮匙(大)、深拉钩、洁治器、强吸管、眼科剪、弯止血钳、持针器、不锈钢量杯、不锈钢圆碗。

(4) 局部麻醉用物:碘伏棉签、计算机控制无痛局部麻醉仪、计算机控制麻醉系统用带针手柄、麻醉剂。

(5) 消毒用物:0.1% PVP-I 消毒液、复方氯己定漱口液。

(6) 植骨材料:生物屏障膜、海奥口腔生物膜、骨代用品、骨粉。

(7) 其他:无菌生理盐水、10mL 无菌注射器、无菌手套、刀片、骨粉杯、一

次性连接吸引管、缝线、无菌纱球、无菌棉球等(图 1-7-6)。

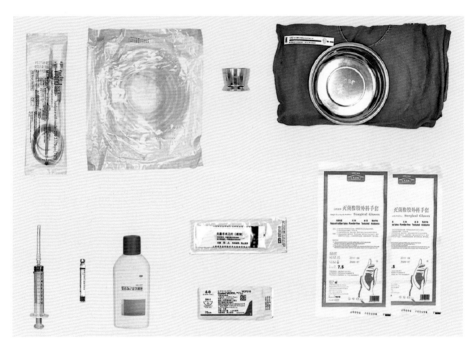

图 1-7-6 特殊用物

(二) 引导骨组织再生技术的医护配合流程

医师操作流程	巡回护士配合流程	器械护士配合流程
1. 麻醉 局部浸润麻醉。	递予医师碘伏棉签以消毒麻醉部位,遵医嘱准备麻药及麻管,检查无痛麻醉仪是否正常工作,核对麻药的名称、浓度、剂量及有效期等,确认无误后连接到无痛麻醉仪上,递予医师。	
2. 消毒 0.1% PVP-I 消毒棉球消毒口内和口周。	递予患者 20mL 复方氯己定漱口液含漱 1min。准备 8~10 个消毒棉球置于口腔检查盘,递予医师消毒。嘱患者勿用手触碰消毒区域,不适时举左手示意。按照无菌要求打开敷料包和基础器械包,打开无菌手套外包装递予器械护士。	外科洗手,手消毒,进入手术室做术前器械准备。

续表

医师操作流程	巡回护士配合流程	器械护士配合流程
3. 铺单　外科洗手,手消毒后,铺手术单,穿手术衣,戴无菌手套,铺孔巾。	协助医师和器械护士穿手术衣。 按照无菌原则依次打开刀片、缝线、一次性连接吸引管、10mL 无菌注射器、骨粉杯置于无菌基础包。 协助器械护士连接强吸管。	协助医师铺手术单。 安装刀片,连接吸引器,按照医师的使用习惯摆放好各类器械。
4. 切开黏膜、翻瓣,暴露拔牙窝。	及时调节光源。	递予医师刀柄、骨膜剥离器、刮匙。 协助医师牵开口角,吸除唾液及术区血液,暴露术区视野,使术区视野清晰。
5. 搔刮　使用刮匙搔刮拔牙窝,刮除多余的肉芽组织。		用纱球接取刮出的肉芽组织。
6. 冲洗　术区使用无菌生理盐水反复冲洗。	向不锈钢圆碗中倒入适量的无菌生理盐水。	用注射器抽吸生理盐水递予医师。 及时吸除生理盐水冲洗液,充分暴露手术区域,以利于医师操作。
7. 填入植骨材料　将骨代用品倒入骨粉杯中,用注射器在术区吸取新鲜血液或者加入生理盐水混合均匀,平铺于植骨区表面,直至需要的厚度。	按无菌原则打开骨粉、骨代用品置于器械包内。 做好手术资料的记录和使用材料的登记。	协助医师用牙龈剥离器将植骨材料平铺于植骨区。
8. 覆盖生物屏障膜　选择大小合适的生物屏障膜,修剪后将其完全覆盖于植骨区。	遵医嘱开启生物屏障膜。	协助医师修剪生物屏障膜,协助牵拉骨膜。
9. 骨膜减张,严密缝合伤口。	协助调节术区光源。 观察患者心电监护情况,及时询问患者情况。	递夹好缝线的持针器、止血钳,协助牵拉口角,剪线。
10. 伤口压迫止血　用生理盐水清洁口腔,嘱患者口内咬无菌纱球压迫止血。	用无菌持物钳夹取无菌纱球置于器械包内较清洁的区域。 协助整理患者面容,引导患者下椅位休息,整理用物。	及时吸取冲洗液,用镊子夹取无菌纱球递予医师。 撤除孔巾和手术单,清理患者面部、口角的污渍、血渍等。

三、护理要点

1. 植骨材料有不同规格,应遵医嘱打开,打开包装前需与医师核对品名、日期及用量,植骨材料一旦打开,未用完或污染都应废弃,不能再次使用。

2. 植入植骨材料后,吸引器管要远离植骨区,避免将植骨材料吸走。

四、术后宣教

1. 遵医嘱进行抗感染治疗,7~10 天拆线。

2. 防止出血,口内纱球咬 1h 后吐出,术后 24h 局部冷敷,减少说话及口腔活动,手术当天口水中稍带血丝是正常现象,如出血多应及时就诊。

3. 注意饮食及口腔卫生,术后 2h 可进温凉软食,进食后及时用漱口液漱口,禁食热、硬、辛辣、刺激的食物,术后 7 天禁烟酒,忌用术侧咬食物,术后第二天可以正常刷牙。

4. 有活动义齿者经医师调改后才能配戴。

5. 常规术后 3~6 个月后行种植手术。

第四节　种植二期手术的护理常规

种植体植入 3~6 个月后,暴露种植体,取出覆盖螺丝,连接愈合基台的过程叫种植二期手术。

一、适应证

种植术后 3~6 个月后的种植牙。

二、种植二期手术的护理配合

(一) 用物准备

1. **患者准备**　术前根据种植体牙位先让患者完成影像学检查(全景片或者根尖片)。

2. **手术用物准备**

(1) 常规用物:一次性口腔检查盘、治疗用铺巾、吸唾管、口杯、护目镜。

(2) 种植小手术包:口镜、镊子、探针、刀柄(7#)、骨膜剥离器、牙龈剥离器、刮匙(中)、剔挖器、洁治器、强吸管、眼科剪、弯止血钳、持针器。

(3) 局部麻醉用物:碘伏棉签、计算机控制无痛局部麻醉仪、计算机控制麻醉系统用带针手柄、麻醉剂。

（4）消毒用品：0.1% PVP-I 消毒液、复方氯己定漱口液。

（5）其他：无菌生理盐水、10mL 无菌注射器、无菌手套、扳手、启子、愈合基台、刀片、缝线、孔巾、无菌棉球、无菌纱球等（图1-7-7）。

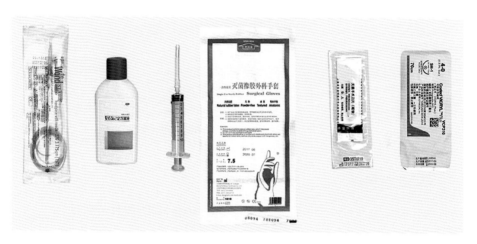

图 1-7-7　用物和材料

（二）种植二期手术的医护配合流程

医师操作流程	护士配合流程
1. 麻醉　局部浸润麻醉。	递予医师碘伏棉签以消毒麻醉部位，遵医嘱准备麻药及麻管，检查无痛麻醉仪是否正常工作，核对麻药的名称、浓度、剂量及有效期等，确认无误后连接到无痛麻醉仪上，递予医师。
2. 消毒　0.1% PVP-I 消毒棉球消毒口内和口周。	递予患者20mL 复方氯己定漱口液含漱 1min。准备8~10 个消毒棉球置于口腔检查盘，递予医师消毒。嘱患者勿用手触碰消毒区域，不适时举左手示意。撤去检查盘。
3. 戴无菌手套，常规铺消毒孔巾，连接强吸管。	打开手术包外层，协助连接强吸管。
4. 切开。	打开15# 刀片置于手术包内。及时吸除术区血液。
5. 剥离和翻瓣　钝性分离黏膜，暴露种植体，评估骨结合情况。	及时调节术区光源。
6. 去骨　去除覆盖于覆盖螺丝上方多余的骨组织或者软组织。	吸除术区血液，暴露术区视野，使术区视野清晰。

续表

医师操作流程	护士配合流程
7. 更换愈合基台　旋出覆盖螺丝,用生理盐水冲洗种植体内腔,旋入愈合基台,用扳手加力愈合基台。	打开扳手与合适的愈合基台置于无菌包内。 打开 10mL 无菌注射器置于无菌包内,协助医师抽取生理盐水,并及时吸除冲洗液体。
8. 修整软组织并根据情况缝合伤口。	遵医嘱打开缝线置于无菌包内,协助医师完成缝合。
9. 压迫止血。	夹取无菌纱球递予医师,嘱患者咬紧纱球,并及时清理患者面部、口角的污渍、血渍等,做好术后宣教。

三、护理要点

选择的愈合基台应合适,不能与对颌牙有接触,但也要高于黏膜。

四、术后宣教

1. 嘱患者咬紧纱球 30min 后方可吐掉。

2. 告知患者术后 7~10 天复诊拆线,2~3 周后方可修复。

3. 手术当天进温凉软食,禁食热、硬、辛辣、刺激的食物,禁烟酒,忌用术侧咬食物。

4. 术后 24h 内术区会有少量出血,可自行停止,如出血不止,应及时就诊。

5. 术后当天不要刷牙,24h 后可刷牙漱口,愈合帽上也要认真刷干净,进食后用清水漱口即可。

第八章

口腔正畸治疗护理常规

第一节 口腔正畸患者留取照相资料的护理常规

一、口腔正畸患者留取照相资料的护理配合

（一）用物准备

一次性口腔检查盘、治疗用铺巾、漱口杯、吸唾管、三用气枪、正面拉钩一对、侧方拉钩一个、口内反光镜、照相机（图1-8-1）。

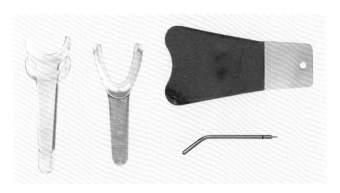

图1-8-1 照相用物

（二）口腔正畸患者留取照相资料的医护配合流程

医师操作流程	护士操作流程
1. 核对患者信息，告知患者留取照相资料的原因。	准备用物，安装三用气枪。 调整患者椅位高度，使其为坐位。
2. 面像 正位像、微笑像各一张，45°角和90°角侧位像、微笑像各一张，按需使用光源。	将相机内存卡放置于相机内，将相机递予医师，协助患者整理头发、面容。

医师操作流程	护士操作流程
3. 正位像。	用凡士林棉签润滑患者嘴唇。 用 2 个正面拉钩向两侧水平尽量拉开上下唇,拍咬合位正面像。
4. 侧方咬合像。	用 1 个侧方拉钩向右侧远中尽量拉开右唇颊部,左侧唇颊部用正面拉钩稍向前方撑起,拍右侧咬合位像。对侧用同样方法拍摄。
5. 上颌𬌗面像。	用口内反光镜拍上牙弓𬌗面,用 2 个正面拉钩牵开上唇软组织以尽量暴露上牙弓,用三用气枪吹干镜面雾气。
6. 下颌𬌗面像。	用口内反光镜拍下牙弓𬌗面,用 2 个正面拉钩牵开下唇软组织以尽量暴露下牙弓,用三用气枪吹干镜面雾气。

二、护理要点

1. 术前告知患者拉钩牵拉口角会有不适,用凡士林局部润滑黏膜可减轻不适,嘱患者嘴唇放松。

2. 照相时,拉钩接触黏膜面可沾水润滑,拉钩边缘不能触压附着龈,以免压伤牙龈黏膜,引起患者疼痛。

3. 照侧方咬合像时,尽量往同侧远中向拉开唇颊部以尽可能暴露更后的磨牙关系。

4. 照𬌗面像时,反光镜边缘尽量到达最后的磨牙以便拍摄到所有牙齿。

5. 因患者牙弓大小存在个体差异,应选择合适的反光板,以免造成患者口角撕裂等问题。

6. 及时记录照相资料(主诊医师、患者姓名、照片张数、编码等),并妥善保存。

第二节　口腔正畸模型制取的护理常规

正畸模型可以清晰准确地将治疗过程中的牙𬌗状况显示出来,通常用于错𬌗畸形的诊断、治疗方案的设计、治疗效果的比较和矫治器的制作等。

正畸模型类型分为记存模型和工作模型。记存模型指矫治前、中、后必须制取的,能记录患者牙𬌗情况的模型。工作模型用于进行模型测量分析、牙排列实验或者各种矫治器的制作。

一、正畸模型制取的护理配合

（一）用物准备

一次性口腔检查盘、治疗用铺巾、吸唾管、口杯、凡士林棉签、托盘、藻酸盐印模材料、橡皮碗、量杯、调拌刀、量勺、医用胶布（图 1-8-2）。

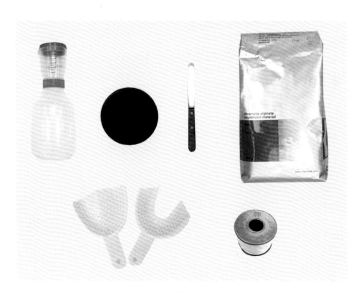

图 1-8-2　模型制取用物

（二）正畸模型制取的医护配合流程

医师操作流程	护士配合流程
1. 核对患者信息，告知患者留取正畸模型的原因，嘱患者取模型时用鼻深吸气，嘴呼气，以减轻不适。	准备用物，调整椅位高度，使其为坐位。
2. 试托盘　根据牙弓的大小、形态，选择合适的托盘。	根据患者的牙弓大小、形态，准备合适的托盘递予医师。如口内配戴托槽等固定矫治器，应用医用胶布包裹上下托盘的边缘，防止印模脱离托盘、变形，影响印模的准确性。
3. 用凡士林棉签润滑患者嘴唇。	递予患者凡士林棉签润滑嘴唇。

续表

医师操作流程	护士配合流程
4. 制取上颌印模　操作者站于患者右后侧，左手轻轻拉起上唇，右手将托盘逆时针旋转放入口中，牙中线对准托盘中线凹陷部，放正后平行向腭盖部托起托盘。观察唇颊侧印模是否充实，如不饱满立即将剩余印模材料抹入托盘就位后固定好位置，使之处于平稳状态。	调拌藻酸盐印膜材料，取适量的藻酸盐印膜粉，水粉比例合适，将水粉混合均匀后调拌，调拌时调拌刀与橡皮碗内壁紧贴，不直立，以免材料飞溅。调成均匀、光滑、细腻、无气泡的糊状物，注意压实，以免产生气泡。将藻酸盐材料全部集中在橡皮碗中，由远向近中一次放入托盘，前部印膜材料应稍多，保证印模前牙区前庭结构完整，后部略少，可减少因上腭后部过多印模材料刺激而引起恶心。将材料置于托盘上，递予医师。
5. 取出印模　双手示指依次伸入患者口内最后一颗牙的部位，将托盘轻轻翘起，一手握住手柄，先取出后部，拉起上唇，左手辅助右手顺时针旋转取出。	清洗调拌工具，准备下颌模型的制取。 辅助患者漱口，清理口内多余的材料。
6. 制取下颌印模　操作者站于患者正前方，左手轻拉患者下唇，右手将托盘顺时针旋转放入患者口内，嘱其抬舌的同时将托盘平行下压。待印膜材料完全凝固后将其旋转取出。	继续调拌藻酸盐材料，将材料的一半收成条状置于调拌刀上，先放入一侧，再把剩余的盛入另一侧。 清洗调拌工具，记录患者信息。
7. 检查印模。	辅助患者漱口，清理口内多余的材料，印模密闭封存，记录下患者姓名、性别、诊室、医师姓名。工作模型需要送往工厂，应随加工单送往灌模室。

二、护理要点

1. 根据治疗计划向患者介绍正畸模型制备的意义、步骤、治疗时间。

2. 患者制取印模前嘱患者放松，用鼻深呼吸，以减轻不适。个别敏感者，腭部受刺激产生恶心反应，应提前告知患者在制取印模前不要进食，以免引起严重的恶心呕吐。

3. 取模过程可能会出现某些不适，可深呼吸，头部向前倾，以减轻症状，及时为患者吸唾，但应注意避开印模材料，以免影响模型的精确性。

三、术后宣教

1. 为患者介绍正畸相关知识,告知患者矫正期间的口腔护理。

2. 为初诊患者建立档案,留取患者联系方式,告知患者预约制度,制取工作模型患者直接预约下次复诊时间即可。

3. 提前告知患者下次治疗计划以及相关费用。

第三节　固定矫治器粘接的护理常规

固定矫治器是正畸矫治器的主要类型之一,大多由托槽、带环、矫治弓丝及附件等组成。

一、适应证

适用于错𬌗畸形的患者。

二、固定矫治器粘接的护理配合

(一)用物准备

一次性口腔检查盘、吸唾管、口杯、治疗用铺巾、护目镜、三用气枪、低速弯牙科手机、抛光膏、抛光刷、开口器、酸蚀剂、75%乙醇溶液棉球、棉球、棉卷、持针器、小毛刷、避光粘接盘、粘接预处理液、粘接剂、钢丝剪或细丝切段钳、末端切断钳、弓丝、结扎丝或结扎圈、光固化灯(图1-8-3)。

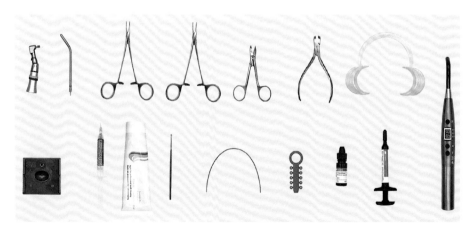

图1-8-3　固定矫治器粘接用物

（二）固定矫治器粘接的医护配合流程

医师操作流程	护士配合流程
1. 治疗前准备 核对患者信息,与患者沟通,解释操作过程。	协助患者上椅位、漱口,调节椅位及灯光。 用凡士林棉签润滑患者口角,防止口镜及开口器牵拉造成患者不适。
2. 清洁牙面。	将抛光刷安装于低速弯牙科手机,蘸取抛光膏后递予医师,协助吸唾。
3. 酸蚀牙面 酸蚀牙面30s,在压力水枪下冲洗,并隔湿牙面。	递予医师开口器,递予医师棉球放置于颊侧黏膜处。 递予医师酸蚀剂,协助记录酸蚀时间。 递予医师75%乙醇溶液棉球拭去酸蚀剂,协助吸净冲洗液。 递予医师棉球、棉卷以隔湿,嘱患者勿动。
4. 粘接矫治器 （1）将预处理液涂布于牙釉质上。 （2）粘接:将托槽粘接并固定于牙面上,调整托槽位置。 （3）光照固化。	准备适量预处理液、粘接剂置于避光粘接盘内,用小毛刷蘸取预处理液递予医师。 用探针取托槽底座大小的粘接剂放于预粘接的托槽底面中心处,如此重复,直至医师去除多余粘接剂固定好每颗牙齿托槽的位置。 粘接剂光固化40s,口腔继续保持隔湿状态。
5. 弓丝结扎就位 将弓丝就位并用结扎丝或结扎圈固定。	备好合适的弓丝,递予医师末端切断钳。 用两把持针器夹好结扎丝或结扎圈交替递予医师结扎固定托槽。
6. 治疗结束,交代注意事项。	协助整理患者面容,交代注意事项,预约复诊时间,整理用物。

三、护理要点

1. 粘接固定矫治器前向患者说明操作过程无明显疼痛,以减轻其焦虑。
2. 粘接固定矫治器时指导患者不要用口呼吸,防止托槽滑落导致误吞。
3. 用探针取粘接剂时应适量,并注意粘接剂的放置位置。
4. 结扎过程中,应及时用杯子收取剪下来的结扎丝,避免刺伤。

四、术后宣教

1. 矫治初期咀嚼时牙齿可能会有酸软无力的不舒适感。因托槽刺激引起口腔黏膜疼痛溃疡,应及时复诊。部分"摩嘴"患者可涂布黏膜保护蜡,保护颊侧黏膜。

2. 矫治过程中,不能进食过硬(骨头、坚果等)和过黏(麦芽糖、糯米等)的食物。如进食水果应切成小块吃,以免托槽脱落。减少碳酸饮料和甜食的摄入,以免引起牙齿脱钙和龋齿。选择陶瓷托槽的患者应避免进食咖喱等容易染色的饮食。

3. 配戴矫治器的患者应特别注意口腔卫生,每次进食后刷牙或漱口,可配合使用牙线、牙间隙刷和冲牙器等辅助工具。

4. 指导患者纠正不良的咀嚼习惯,告知患者应两边同时咀嚼,避免口内弓丝向一边滑动后刺到颊黏膜,同时也避免长期的不良咀嚼习惯造成咬肌不对称的现象。

5. 按时复诊,不能随意自行扳动或调整矫治器,不可自行长时间戴用固定矫治器。配戴矫治器过程中出现弓丝移位、托槽松动脱落、矫治器损坏等情况时应及时复诊。

第四节　无托槽隐形矫治技术的护理常规

无托槽隐形矫治是采用 CT 扫描和计算机三维重建系统实现牙齿模型的数字化,并通过三维软件模拟错𬌗畸形的整个矫治过程,按照此虚拟矫治步骤,制作出一系列连续透明的可摘矫治器,通过依次更换矫治器来逐步实现牙齿移动,最终获得排列整齐、美观的牙齿。

一、适应证

适用于非骨性恒牙期错𬌗畸形和轻度骨性错𬌗畸形病例。

二、无托槽隐形矫治技术的护理配合

（一）就诊流程

1. 初诊留取面像、口内照片、寄存模型、X 线片资料,记录主诉。
2. 医师初步设计方案并制取硅橡胶印模。
3. 将硅橡胶印模包装好邮寄给公司,提交初次设计方案及面像、口内照片、X 线片资料。
4. 医师与公司反复商定,制订虚拟矫治方案。
5. 医师与患者确定矫治方案后同意公司制作矫治器。
6. 第一次配戴无托槽隐形矫治器。
7. 粘接附件,第二次配戴矫治器。
8. 定期复诊,并根据矫治情况制取硅橡胶印模,进行精细调整。

9. 矫治完成,进行牙列形态位置保持,定期复诊。

（二）牙列硅橡胶印模制取的护理配合

1. 用物准备　一次性口腔检查盘、吸唾管、口杯、治疗用铺巾、三用气枪、刀柄、刀片、持针器、75%乙醇溶液棉球、棉球、软压膜垫、精细硅橡胶印模材料、托盘型及低黏度流动型硅橡胶材料、硅橡胶混合枪、一次性混合头、2个量勺、腈纶手套、酒精灯、打火机、计时器等（图1-8-4）。

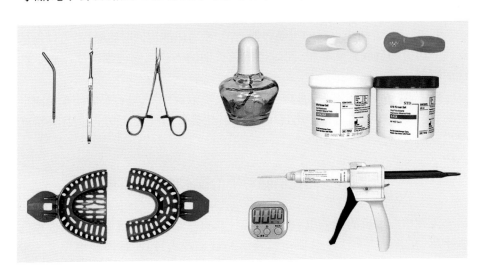

图1-8-4　牙列硅橡胶印模制取用物

2. 牙列硅橡胶印模制取的医护配合流程

医师操作流程	护士配合流程
1. 与患者进行沟通,交待硅橡胶印模制取的注意事项。	核对患者信息,协助患者就座。 用凡士林棉签润滑口角,防止口镜牵拉造成患者不适。 安抚患者,消除其焦虑情绪。
2. 检查患者口内情况,确保患者口腔卫生情况良好。如个别牙有牙石,用龈下刮治器刮除牙石后再制取印模。	协助调光源,遵医嘱递予医师龈下洁治器。
3. 选择合适的托盘。	根据患者的牙弓大小、形态选择合适的托盘递予医师,必要时准备酒精灯弯制托盘。
4. 就位软压膜垫。	将技工室生产的软压膜垫用酒精棉球擦拭后递予医师就位。

医师操作流程	护士配合流程
5. 吹干牙面,制取硅橡胶初印模。	用吸唾管吸尽患者口内唾液,递予医师棉球擦拭牙面及龈沟唾液,吹干。 戴腈纶手套,根据托盘大小用量勺选取适量的托盘型硅橡胶材料,1∶1混合均匀后放于托盘递予医师,协助记录时间(5min),准备终印硅橡胶的混合枪及一次性混合头。 注意观察患者有无唾液,及时吸唾。
6. 精修初印托盘,去除倒凹。	将刀片安装于刀柄上递予医师。
7. 吹干牙面,制取硅橡胶终印模,固化后取出。	吹干初印托盘,将流体硅橡胶注入初印托盘递予医师,硅橡胶混合枪始终没于材料中匀速打入印模材料,防止制取中产生气泡,并计时(4min)。
8. 检查牙列硅橡胶印模的质量。	清除患者口内的残余材料,协助整理面容。 整理用物,将硅橡胶印模消毒后密闭保湿,用专用盒子储存后及时邮寄到公司。

3. 护理要点

(1) 制取硅橡胶印模之前必须将口内及全牙列吹干,防止制取中产生气泡。

(2) 硅橡胶注射枪的混合头应始终没入印模材料中。

(3) 印模制取中及时吸净患者唾液,防止唾液污染印模材料,防止患者误吸。

(三) 粘接附件的护理配合

1. 用物准备　一次性口腔检查盘、吸唾管、口杯、治疗用铺巾、三用气枪、高速牙科手机、低速弯牙科手机、抛光刷、抛光膏、抛光车针、凡士林棉签、开口器、75%乙醇溶液棉球、棉球、棉卷、酸蚀剂、自酸蚀粘接剂、光固化纳米树脂、小毛刷、持针器、咬胶、避光粘接盘、柳叶刀、附件粘接模板、光固化灯、护目镜、面镜等(图1-8-5)。

2. 粘接附件医护配合流程

医师操作流程	护士配合流程
1. 与患者进行沟通,交代附件粘接的注意事项。	核对患者信息,指导患者就座,给患者佩戴护目镜。 用凡士林棉签润滑患者口角,防止口镜及开口器牵拉引起患者不适。

续表

医师操作流程	护士配合流程
2. 清洁、抛光牙面。	将抛光刷安装于低速弯牙科手机上,蘸取适量抛光刷后递予医师,协助吸唾。
3. 酸蚀牙面30s,用压力水枪冲洗,吹干,隔湿。	递予医师开口器、酸蚀剂,记录酸蚀时间(30s),及时吸唾,递予医师棉球或棉卷隔湿。
4. 在酸蚀好的牙面上涂自酸蚀粘接剂,光固化。	将适量粘接剂滴于粘接盘,用小毛刷蘸取粘接剂后递予医师,协助光照(10s)。用75%乙醇溶液棉球消毒附件模板,吹干。用柳叶刀填充适量树脂于模板矫治器附件上的陷窝中。
5. 将已填充树脂的附件模板就位,咬咬胶确定就位完全,用持针器固定后光固化。	递予医师咬胶、持针器,协助光固化(每个附件各照20s)。
6. 取下模板,检查附件是否全部粘接牢固,并去除溢出的多余的树脂材料。	将抛光车针安装于高速手机上递予医师,协助吸唾。
7. 试戴矫治器。	递予患者镜子,指导患者正确摘戴矫治器,强调注意事项,协助预约复诊时间。

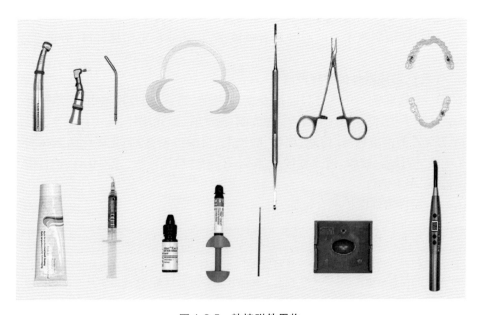

图 1-8-5　粘接附件用物

3. 护理要点 填充到模板附件中的树脂需适量并压实无气泡。树脂量少,接触不到牙面,附件粘接不牢固;树脂量多容易影响模板的就位,且增高的附件使医师抛光时间延长。

4. 术后宣教

（1）除吃饭刷牙,每日戴用应不少于22h。配戴时间过少,矫治将无效或疗程将大大延长。

（2）为了使矫治器充分就位,在每次更换新矫治器后的前几天,应配合紧咬咬胶,确保上、下颌矫治器完全就位。矫治器的完全就位,可以保证治疗效果、缩短疗程。

（3）尽量减少进食有色饮料(浓茶、咖啡、可乐)、易染色食物(咖喱)。

（4）摘下矫治器后应放入专用盒子内。使用软毛牙刷和少量牙膏在清水下清洗矫治器。勿用义齿清洁用品或热水、酒精等浸泡和清洗矫治器,此类产品会损伤矫治器的表面,使矫治器粗糙,并使其颜色加深而影响美观。

（5）每天配戴矫治器前,请对照医师复印的附件位置表,仔细核查牙齿上粘接的附件是否脱落。如有脱落,应立即与医师联系,尽快重新制作粘接附件。

（6）不可无顺序混乱戴用矫治器。如果发现在规定戴用时间完成后,矫治器与牙齿仍存在空隙,则应延长戴用时间,直至所有牙齿与矫治器之间的空隙消失,若间隙仍持续存在,则需及时就诊解决。

（7）若发生矫治器丢失或无法就位等情况,应及时联系医师,此时应戴上一副矫治器,并等待当前矫治器的再输出。所以,一定要保存好刚用过的至少3副以内的矫治器,以备上述不测。

第五节　舌侧矫治术的护理常规

舌侧正畸矫治是指将固定矫治器全部安装于牙齿的舌侧面进行正畸治疗的一种正畸技术。因其不影响患者的颜面美观,又被称为"隐形的正畸治疗技术"。

一、适应证

1. 低角深覆𬌗病例。

2. 安氏Ⅰ类轻度拥挤或牙间隙的病例。

3. 安氏Ⅱ类第一分类或第二分类,仅拔除上颌前磨牙而不拔除下颌牙的病例。

4. 前牙有散在间隙的病例。

二、舌侧正畸矫治技术的护理配合

（一）用物准备

一次性口腔检查盘、吸唾管、口杯、治疗用铺巾、护目镜、三用气枪、低速弯牙科手机、抛光膏、抛光刷、开口器、凡士林棉签、酸蚀剂、75%乙醇溶液棉球、棉球、棉卷、弯止血钳2把、小毛刷、避光粘接盘、粘接预处理液、粘接剂、钢丝剪（或细丝切段钳）、末端切断钳、结扎丝或结扎圈、光固化灯（图1-8-6）。

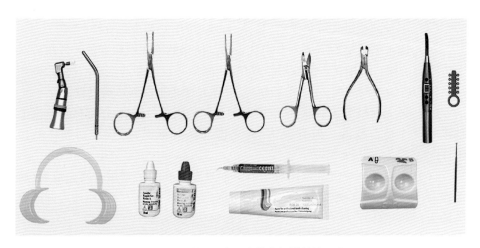

图1-8-6　舌侧正畸矫治技术托槽粘接用物

（二）舌侧正畸矫治技术托槽粘接的医护配合流程

医师操作流程	护士配合流程
1. 治疗前准备　核对患者信息，与患者沟通，解释操作过程。	协助患者上椅位、漱口，调节椅位及灯光。 用凡士林棉签润滑患者口角，防止口镜及开口器牵拉造成患者不适。
2. 清洁牙面。	将抛光刷安装于低速弯牙科手机，蘸取抛光膏后递予医师，协助吸唾。
3. 试戴舌侧托槽定位托盘确定粘接的方向、就位位置。当舌侧托槽定位托盘不易就位时，可将托槽分割为2~3个部分分别就位。	试戴完舌侧托槽定位托盘后，用75%乙醇溶液棉球消毒后吹干。 遵医嘱用钢丝剪将舌侧托槽定位托盘剪成2~3段。

续表

医师操作流程	护士配合流程
4. 酸蚀牙面　酸蚀牙齿舌侧面30s,用压力水枪冲洗,并隔湿牙面。	递予医师开口器,递予医师棉球放置于舌侧。 递予医师酸蚀剂,协助记录酸蚀时间。 递予医师75%乙醇溶液棉球拭去酸蚀剂,协助吸除冲洗液。 吹干牙面,递予医师棉球、棉卷置于口底隔湿。
5. 粘接矫治器 （1）将预处理液涂布于牙齿舌侧面。 （2）就位舌侧托槽定位托盘,按压3min左右,使预处理液和粘接剂充分混合。 （3）光固化。	准备适量预处理液、粘接剂置于避光粘接盘内,用小毛刷蘸取预处理液递予医师。 用另一个小毛刷蘸取粘接剂涂布于托槽底板,将就位于舌侧托槽定位托盘内的托槽递予医师,协助记录时间。 按压保持3min后,光照定位托盘的外层硬质托盘40s,为患者配戴,用弯止血钳掀下硬质托盘。光照内层软质托盘40s,再掀下软质托盘。可用光固化灯再次对每颗牙进行照射,使粘接剂充分固化。
6. 弓丝结扎就位　将弓丝就位并用结扎丝或结扎圈固定。	遵医嘱递予医师弓丝、弯止血钳、末端切断钳。 遵医嘱递予医师结扎丝或结扎圈、钢丝剪,协助弓丝就位固定。
7. 治疗结束,交代注意事项。	协助整理患者面容,交代注意事项,预约复诊时间,整理用物。

三、护理要点

1. 粘接矫治器前应注意对舌侧面进行严密隔湿,保持舌侧面干燥。

2. 递予医师舌侧定位托盘时,应在患者胸前传递,避免掉入口内,发生误吞误吸。

3. 结扎过程中,应及时用棉球收取剪下来的结扎丝,避免刺伤。

四、术后宣教

1. 初戴矫治器可能会出现不同程度的舌部刺激感及发音咀嚼的不适感,一般3~5天即可适应。

2. 部分"摩嘴"患者可涂布黏膜保护蜡,保护舌体黏膜。

3. 矫治过程中,不能进食过硬(骨头、坚果等)和过黏(麦芽糖、糯米等)的食物。如进食水果应切成小块吃,以免托槽脱落。

4. 配戴矫治器的患者应特别注意口腔卫生,每次进食后刷牙或漱口,可配合使用牙线、牙间隙刷和冲牙器等辅助工具。

5. 按时复诊,若配戴矫治器过程中出现弓丝移位、托槽松动脱落等应及时复诊。

第六节　固定矫治器拆除及戴活动保持器的护理常规

活动保持器指正畸矫治器拆除后用于保持牙列恒久、牙齿稳定的可摘戴的一种装置。

一、适应证

适用于正畸固定矫治的患者。

二、固定矫治器拆除及戴活动保持器的护理配合

(一) 用物准备

一次性口腔检查盘、吸唾管、口杯、治疗巾、护目镜、去托槽钳、去带环钳、持针器、高速牙科手机、车针、低速直牙科手机、低速弯牙科手机、抛光刷、抛光膏、钨钢磨头、抛光轮、三用气枪、保持器、镜子、棉卷或纱球、强吸管(塑料)、相机、塑料拉钩、反光板、75%乙醇溶液棉球(图 1-8-7)。

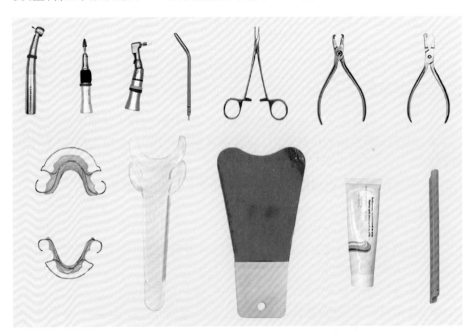

图 1-8-7　固定矫治器拆除及戴活动保持器的用物

（二）固定矫治器拆除及戴活动矫治器的医护配合流程

医师操作流程	护士配合流程
1. 向患者交代治疗计划及治疗效果。	拆除固定矫治器前向患者说明操作过程无明显疼痛,减轻其焦虑。
2. 去除带环。	递予医师去带环钳,并遵医嘱递予医师所需用物。
3. 取掉托槽及其他附件。	递予医师纱球或棉卷,嘱患者咬紧,递予医师去托槽钳或持针器。 用纱球接拆除下来的托槽。 递予医师多功能钳以拆除其他附件。
4. 去除牙面残留的粘接剂。	遵医嘱递予医师相应的器械(如高速手机和车针或低速手机和钨钢钻),并用强吸管协助吸尘。
5. 清洁、抛光牙面。	将抛光刷安装于低速弯牙科手机上,蘸取抛光膏递予医师,协助吸唾。
6. 留取矫治后的资料。	协助医师留取患者矫治后的资料:记存模型、面像、口内照、X线片。
7. 戴活动保持器　将保持器进行调整,戴入患者口内。	递予医师保持器,并递予医师持针器以调整。必要时准备慢速直牙科手机和钨钢钻递予医师。
8. 教会患者摘戴保持器。	用酒精棉球擦拭保持器后递予医师。递予患者镜子,协助其摘戴保持器。
9. 治疗结束	整理用物,交代注意事项及复诊时间。

三、护理要点

1. 拆除固定矫治器时指导患者不要用口呼吸,如有不适举左手示意,不能随意转动头部,不要吞咽,防止多余材料、碎屑滑落引起误吞。

2. 如医师使用磨石去除粘接剂或调整保持器时,应用强吸管及时吸除飞沫和碎屑。

3. 配戴保持器前,护士应认真核对保持器上患者的姓名、病历号、保持器的种类,以免发生差错。

四、术后宣教

1. 要充分调动家长的积极性,健康教育应具体、细致。对青少年患者应同时对其家长交代注意事项及健康指导以便对其进行监督。

2. 嘱患者保持口腔卫生,拆除固定矫治器以后仍应该坚持每天饭后刷牙。

3. 拆除矫治器以后观察患者口腔卫生,建议洁牙。

4. 摘戴保持器时左右两侧同时用力,避免不良摘戴方式造成保持器损坏。

5. 保持器要用冷水清洗,勿用热水,以免遇热后发生变形。进食有色饮料时应摘下保持器并放置在专用的容器中,避免挤压和丢失。

6. 定期复诊,不可自行长时间戴保持器而不来复诊。一般复诊的时间为3~6个月,半年以后为每半年复诊一次,为期两年。如出现牙齿疼痛、牙齿松动、保持器损坏等情况,应及时就诊并带回损坏的矫治器。

第七节　正畸支抗钉植入术的护理常规

微种植体支抗植入术是将支抗钉植入颌骨内作为牙齿正畸的支抗,配合固定矫治来完成整个牙齿错𬌗畸形的矫治技术。

一、适应证

1. 个别牙齿的移动
(1) 缺少支抗牙。
(2) 埋伏牙。
2. 成组牙齿的移动
(1) 关闭间隙
1) 切牙大范围内收。
2) 切牙内收和压低。
(2) 近中移动
1) 上颌后牙。
2) 下颌后牙。
3) 整个下颌牙弓。
(3) 压低前牙和后牙(但不是同时进行)。

二、微种植体支抗植入术的护理配合

(一) 无需切开微种植体支抗植入术的护理配合

1. 用物准备　一次性口腔检查盘、治疗用铺巾、吸唾管、口杯、复方氯己定漱口液、0.1%碘伏、棉球、碘伏棉签、麻药、麻药注射器、麻药注射针头、无菌孔巾、支抗启子(支抗启子马达头)、支抗钉、无菌手套、强吸管(图1-8-8)。

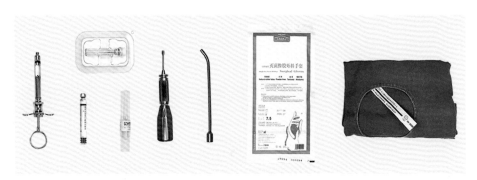

图 1-8-8　无需切开微种植体支抗植入术用物

2. 无需切开微种植体支抗植入术的医护配合流程

医师操作流程	护士配合流程
1. 治疗前准备 （1）向患者交代病情、治疗计划、相关费用等。 （2）麻醉（询问患者既往史、过敏史等）。	协助患者就座，调节椅位及灯光。 递予医师碘伏棉签以消毒麻醉部位。 遵医嘱准备麻药及合适的针头，检查注射器是否严密，核对麻药的名称、浓度、剂量和有效期等。 递予医师碘伏棉签以消毒麻醉部位，抽取麻药递予医师。 麻药注射完嘱患者含漱复方氯己定漱口液 1min。
2. 消毒、铺孔巾。	准备 0.1% 碘伏棉球递予医师消毒口外、口内。 嘱患者勿用手触碰无菌孔巾，不适时举左手示意。
3. 植入种植支抗钉。	遵医嘱开启支抗启子、无菌支抗钉。 调节光源，固定患者头部。 植入完成后使用强吸管吸净支抗钉周围的血液。

（二）需切开微种植体支抗植入术的护理配合

1. 用物准备　一次性口腔检查盘、治疗用铺巾、吸唾管、口杯、0.02%氯己定漱口液、0.1%碘伏、棉球、碘伏棉签、麻药、麻药注射器、麻药注射针头、无菌孔巾、外科手术包（内有刀柄、镊子、探针、口镜、牙刮匙、止血钳、持针器、眼科

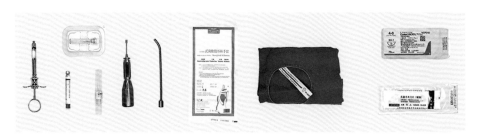

图 1-8-9　需切开微种植体支抗植入术用物

剪、骨膜剥离器)、强吸管、棉球、支抗启子(支抗启子马达头)、支抗钉、缝线、刀片等(图1-8-9)。

2. 需切开微种植体支抗植入术的医护配合流程

医师操作流程	护士配合流程
1. 治疗前准备 (1) 向患者交代病情、治疗计划、相关费用等。	协助患者就座,调节椅位及灯光。 递予医师碘伏棉签以消毒麻醉部位。
(2) 麻醉(询问患者既往史、过敏史等)。	遵医嘱准备麻药及合适的针头,检查注射器是否严密,核对麻醉剂的名称、浓度、剂量和有效期等,抽取麻药递予医师。 麻药注射完嘱患者含漱复方氯己定漱口液1min。
2. 消毒。	准备0.1%碘伏棉球予医师消毒口外、口内,必要时吸唾。
3. 外科手消毒、戴无菌手套。打开器械包第二层,铺孔巾。	协助医师打开器械包的第一层。 嘱患者勿用手或身体其他部位触碰无菌孔巾,不适时举左手示意。
4. 安装刀片,切开软组织。	将刀片打开放入器械包内。 调节光源,及时吸唾,保持术野清晰。 严格观察患者反应。
5. 安装支抗启子、支抗钉,植入种植支抗钉。	遵医嘱开启并递予医师支抗启子、支抗钉。 调节光源,固定患者头部。 植入完成后使用强吸管吸净支抗钉周围的血液。
6. 根据伤口大小及出血程度评估是否需要缝合。	及时吸唾,保持术野清晰。 遵医嘱准备缝线,协助牵拉口角,配合缝合,协助剪线。

三、护理要点

1. 了解微种植体支抗的种类和规格,遵医嘱开启相应的种植钉。

2. 根据植入区域角度的不同,遵医嘱配备支抗马达头及相应的支抗启子头。

四、术后宣教

1. 嘱患者24h内勿用力刷种植部位的牙齿,当天进温凉饮食,防止伤口出血。

2. 24h后可正常刷牙,保持口腔卫生,种植钉周围需刷干净,不要用牙刷头碰撞支抗钉,并且勿时常舔舐种植钉。

3. 术后由于支抗钉会与口腔黏膜互相摩擦,可能会形成黏膜溃疡,一般可自愈,若长时间不愈合应就医处理。

4. 若术后疼痛不缓解或钉松动需及时与医师联系。

第二篇

口腔门诊护理规范

第一章

医院感染控制规范

第一节　口腔门诊标准预防护制度

1. 穿工作服,戴帽子、口罩(完全覆盖鼻部和口腔),戴防护眼镜和乳胶手套,必要时使用面部防护罩。

2. 有可能发生血液、体液大面积飞溅或者有可能污染医务人员的身体时,应穿戴具有防渗透性能的隔离衣或者围裙。

3. 操作前按六步洗手法洗手。戴手套,手套疑有破损应及时更换。操作完毕脱去手套,立即洗手或将手消毒。

4. 操作者手部皮肤如有破损,清洁后应立即用防水敷料包扎。在进行有可能接触患者血液、体液的操作时,必须戴双层手套或防刺穿手套。

5. 操作过程严格执行无菌操作原则,避免交叉感染。

6. 遵守锐器管理原则,防止锐器伤。

7. 发生锐器伤时应遵守职业暴露处理程序:急救、报告、紧急血液测试、跟进或预防用药。

8. 定期体检,做好个人免疫接种。

9. 常规环境清洁与消毒,避免空气污染。

第二节　口腔门诊个人防护制度

1. 日常诊治工作采用标准预防,对已知传染病采用附加预防,即双层手套或加厚手套,一次性工作服或防渗透围裙(外套)等。

2. 操作前穿工作服,戴帽子、口罩(完全覆盖鼻部和口腔),必要时使用眼罩及面部保护罩。

3. 有可能发生血液、体液大面积飞溅或者有可能污染医务人员的身体时,穿戴具有防渗透性能的隔离衣或者围裙。

4. 操作前按六步洗手法洗手,然后戴手套。诊疗过程中口罩变湿或被患者体液污染时应及时更换。防护面罩污染时应进行表面清洁消毒。手套疑有污染或破损应及时更换。操作完毕脱去手套,立即洗手或将手消毒。

5. 操作者手部皮肤如有破损,在进行有可能接触患者血液、体液的操作时,应用敷料覆盖破损处后戴双层手套或防刺穿手套。

6. 口腔诊疗的一般操作可选用医用清洁手套。口腔门诊手术时应戴医用无菌手套。操作过程应严格执行无菌操作原则,避免交叉感染。

7. 不同患者诊治时应更换一次性手套,更换新的手套前用流动水洗手或使用速干手消毒液。

8. 进行侵袭性操作过程中,要保证充足的光线,并特别注意防止被锐器刺伤或者划伤。

9. 发生锐器伤时需遵守职业暴露处理程序:急救、报告、紧急血液测试、跟进或预防用药。正确处置锐利器械及各种医疗废物,保持环境安全卫生。

10. 常规环境清洁与消毒,避免空气污染。

第三节　传染病患者的特殊防护制度和措施

1. 医务人员为已知的传染患者如人类免疫缺陷病毒(HIV)、乙型肝炎病毒(HBV)阳性患者,严重急性呼吸综合征(SARS)患者等检查、治疗、护理之前,应戴口罩、帽子、穿防渗透隔离衣、袖套、戴眼罩或防护面罩、双层手套等个人防护用品。操作结束后用皂液及流动水按六步洗手法洗手。

2. 若双手直接为传染病患者检查、治疗、护理或处理传染患者的污染物之后,应将污染的双手使用皂液和流动水按六步洗手法洗手,然后进行手消毒。

3. 连续进行检查、治疗、护理患者时,接触一个患者后以皂液及流动水按六步洗手法洗手,或用速干手消毒液消毒双手以代替洗手。

4. 血源性传染病病原体污染的手,可先用皂液和流动水按六步洗手法洗手,然后进行手消毒。

5. 对于被传染病患者污染的物体表面,可用消毒湿巾或500mg/L 含氯消毒剂擦拭。对烈性传染病病原体污染的物体表面,如霍乱、炭疽等可用1 000~2 000mg/L 含氯消毒剂擦拭。

第四节　诊室的清洁、消毒常规

一、诊室的清洁、消毒常规

1. 空气消毒

（1）通风:早上上班前,中午班、下午班后各通风1h。

（2）消毒

1）空气动态消毒,采用多功能动态杀菌机进行空气动态消毒。

2）每日早6~7点,晚6~7点启用固定空气消毒模式。

2. 地面消毒

（1）当地面无明显污染时,采用湿式清扫,用清水或含清洁剂的水拖地,每日2次(中午、晚上各1次)。

（2）有传染病流行或局部地面受到致病性芽孢污染时采用500mg/L含氯消毒液拖地或喷洒地面。

3. 物品表面消毒

（1）治疗过程中医务人员用手接触的区域用避污膜覆盖,避污膜有破损的地方或未采用避污膜覆盖时用消毒湿巾擦拭清洁物品表面。

（2）每日下班后用消毒湿巾擦拭清洁物品表面。

二、诊室清洁、消毒的注意事项

1. 诊室空气提倡通风换气。

2. 诊室地面不提倡常规使用化学性的消毒液拖地,如遇有污染或传染病流行时,用500mg/L的含氯消毒液拖地。

3. 治疗过程中所有接触到的设备或物体表面都应采用屏障防护技术(即覆盖避污膜)。

第五节　牙科综合治疗台消毒规范

1. 牙科综合治疗台在每次使用后均应对其临床接触面进行清洁消毒(使用消毒湿巾或500mg/L含氯消毒剂)擦拭。在每次诊疗前使用一次性隔离屏障进行覆盖,使用覆盖方式进行隔离时需要检查隔离效果,遇渗漏、破损需清洁消毒后再覆盖一次性隔离屏障。

2. 难以清洁的物体表面宜选用一次性隔离膜进行覆盖,每位患者使用后更换新的隔离膜。

3. 每日进行治疗前排除管道滞留水(每日开诊前,冲洗水路2min,分别排出各管道滞留水)。

4. 治疗过程中只触摸医用防污膜覆盖的部位。

5. 治疗后消毒、冲洗吸唾管道,去除医用防污膜后清洁物体表面。

6. 每日下班后终末消毒(戴手套用消毒湿巾擦拭三用气枪、慢机马达、托盘、牙椅表面、吸管接头、接触点、痰盂外周,然后丢弃手套)。冲洗各连接水管

2min,水路消毒需完成以下几项。

（1）吸唾管道用消毒液进行冲洗。

（2）痰盂下水道使用专用于痰盂的消毒液。

（3）升高牙椅至功能位,关闭牙椅电源(1h后或第二天早上打开牙椅电源,抽吸清水1 000mL以上,冲洗吸唾管道、痰盂下水道)。

第六节　牙科综合治疗台水路的维护规范

牙科综合治疗台上牙椅水路包括三用气枪、高速牙科手机、低速牙科手机、超声波洁牙机及漱口池的连接水管。

1. 牙科综合治疗台用水选择反渗透水。

2. 反渗透水系统消毒遵照生产厂家使用说明。

3. 每日工作开始前应对牙科综合治疗台管线冲洗2~3min。

4. 每次治疗结束后,摘下牙科手机、三用气枪工作尖和超声波洁牙手柄之前,踩脚踏控制板各冲洗30s。

5. 怀疑与牙科综合治疗台水系统有关的疾病暴发时,对牙科综合治疗台水系统进行检测。

6. 每日下班后,从牙椅上摘下所有的牙科手机、三用气枪工作尖和超声波洁牙手柄,冲洗各连接水管2min,升高牙椅至功能位,关闭电源,既抑制细菌的生长和繁殖,又有利于延长牙椅的使用期。

7. 如遇特殊状况使用独立储水罐,独立储水罐储水应选用纯净水或蒸馏水,独立储水罐内牙科诊疗用水应定期更换,使用时间不宜超过24h。每周应对独立储水罐进行清洁消毒。遇有独立储水罐内水发生浑浊、异味或其他污染应即刻进行清洁消毒。每日治疗结束后应将独立储水罐中的水,包括水管内的水排空。

第七节　牙椅下水管道的消毒规范

牙椅下水管道包括强吸管道、弱吸管道和痰盂及其下水管道。

1. 每日上班前及患者间隔

（1）抽吸反渗透水时,每日上班前用1 000mL以上,患者每次间隔用200mL,分别冲洗吸唾管道及痰盂下水道。

（2）重污染患者采用下述每日下班后清洁消毒方法。

2. 每日下班后

（1）吸唾管道:用消毒液冲洗吸唾管道。

（2）痰盂下水道：使用专用于痰盂的消毒液消毒。

（3）关闭牙椅电源。

（4）1h 后或第二天早上打开牙椅电源，抽吸清水 1 000mL 以上，冲洗吸唾管道、痰盂下水道。

第八节　诊疗消毒隔离操作规范

1. 护理人员每日上午、下午提前 10min 到岗，上班时仪表端庄，按标准预防措施，附加防护面罩，准备和检查所需治疗物品。

2. 做好诊疗区域的清洁与隔离防护工作。参照本章第五节、第六节、第七节关于综合治疗台、牙椅下水管道的消毒规范。

3. 所有接触患者完整黏膜、皮肤的口腔诊疗器械使用前必须灭菌或消毒，包括各类辅助治疗仪，必须达到一人一用一灭菌或消毒的要求。

4. 0.1%PVP-I 开启后有效期限为 3 天。无纺布包装的无菌手术包灭菌后有效期限为 6 个月，灭菌后的物品一经打开，要注明开启日期、时间，其有效期限为 4h。纸塑包装、无纺布包装高压蒸汽灭菌有效期限为 6 个月，一经打开有效期限为 4h，并应注明开启日期、时间。

5. 诊疗过程中应采用避污隔离技术，合理使用手套。使用强吸或弱吸吸引管吸除气雾和唾液，减少对诊疗环境的污染。

6. 取用调拌材料时应避免污染，未用完的材料不能回收，试用过的物品灭菌后才可重复使用。

7. 进行侵入性操作时应遵循无菌操作原则。

8. 口腔诊疗过程中产生的医疗废物应当按照《医疗废物管理条例》及有关法规、规章进行处理。

9. 所有的锐器放入锐器盒，可重复使用的器械应及时在椅旁预清洁后，再密闭保湿存放，牙科手机撤离牙椅前空转排水汽 30s，密闭存放，送消毒供应中心，诊室不存放污染器械过夜。

10. 每治疗一个患者后，清洁吸唾管道和痰盂，更换避污膜、手套，使用皂液和流动水洗手或使用速干手消毒液消毒双手以代替洗手。

11. 全天诊疗结束后，参照本章第七节关于牙椅下水管道的消毒规范进行处理。

12. 诊疗区域应当保证环境整洁。地面无明显污染时，采用湿式清扫，每日拖地 2 次。诊室每日通风换气，使用空气净化消毒器定时进行空气消毒 2h。

13. 从事洁牙、牙周治疗等污染性治疗的医护人员，每日更换工作服。

14. 接触过患者体液、血液的修复、正畸印模，参照本章第十一节关于阴模、阳模的消毒规范进行处理。

15. 每季度进行空气、手、物体表面、消毒液的细菌培养。

第九节　诊疗用品和材料的感染控制管理制度

1. 使用的诊疗用品和材料时应检查有效期、包装有无破损、是否被污染、名称是否相符等，并确认其处于安全有效状态。

2. 诊疗前不宜将与本次治疗无关的诊疗用品和材料放置在牙科综合治疗台工作台面。

3. 诊疗用品和材料在进入口腔内无菌组织的诊疗操作前，以及免疫缺陷等高危患者接受诊疗操作前，宜进行口腔预清洁。

4. 诊疗过程中污染物可能会喷溅到患者眼睛，应给患者佩戴护目镜。

5. 牙科综合治疗台在每次使用后，应对其临床接触面进行清洁消毒或在诊疗前使用一次性隔离屏障覆盖。使用覆盖方式进行隔离时需要检查隔离效果，遇渗漏、破损时需清洁消毒后再覆盖一次性隔离屏障。

6. 难以清洁的物体表面宜选用一次性隔离膜进行覆盖，每位患者使用后更换新隔离膜。

7. 光固化灯、根管测量仪等辅助医疗设备每次使用后应对其临床接触面选用一次性隔离膜进行覆盖，治疗完成后对其表面进行清洁消毒。

8. 治疗完后更换薄膜手套，如污染后随时更换。

9. 治疗中使用的调拌材料，调拌量应适中，一经取出不能回收。

10. 光固化树脂应取用及时、适量，不能用操作过程中的污染器械直接取用管中的膏体，一经取出不能回收。

11. 抛光条应一人一用一弃。

12. 粘接材料

（1）小毛刷：一次性使用，禁止重复使用。

（2）粘接剂滴板：一次性使用，如重复使用，用后应预清洁，保湿存放送消毒供应中心进行消毒灭菌。

（3）粘接剂：一份粘接剂供一位患者使用，禁止重复使用。

13. 牙周敷料、植入性耗材、一次性检查盘等，供应商应以无菌包装形式提供，贮存于无菌柜内，患者使用之后按医疗垃圾处理。

14. 只接触干净的、完整皮肤的器械或设备为低危险性器械，应保持无菌或清洁、干燥状态，如漱口杯应采用符合卫生标准的一次性用品，患者使用之后按医疗垃圾处理。

15. 咬合记录（蜡、硅胶）和模型用一次性袋子密封运送至灌模室消毒处理。

第十节　修复体、矫治器的消毒灭菌规范

1. 修复体、矫治器等使用前应进行有效的清洁和中等水平以上的消毒。

2. 工厂制作完成的修复体、矫治器等应清洁和消毒，并盛装于清洁容器内，并注明已消毒返给临床使用。

3. 临床返修的修复体、矫治器等交给技工前应进行清洁和消毒，并注明已消毒。

4. 接触污染修复体的器械、制作工具等应按照可重复使用器械的要求进行清洁和消毒。

5. 临床中使用的抛光砂、抛光布轮等应按照一人一用 - 灭菌或消毒，并每日对抛光机进行清洁。

第十一节　阴模、阳模的消毒规范

一、阴模的消毒操作规范

1. 操作者个人防护　按标准预防措施，必要时附加一次性工作服及防护面罩。

2. 运送　取出模型后密封运送至灌模室。

3. 清洁与消毒

（1）硅橡胶阴模清洁消毒：在流动水下冲洗 30s，晾干，将其用含有效氯 500mg/L 的液体喷雾消毒并密封 5min，取出后再用清水冲洗 30s，晾干。

（2）藻酸盐等亲水性阴膜消毒：在流动水下冲洗 30s，晾干，将其用含有效氯 500mg/L 的液体喷雾并密封 5min，取出后再用清水冲洗 30s，晾干，灌注成石膏模型。

二、阳模的消毒操作规范

1. 操作者的个人防护按标准预防措施，必要时附加一次性工作服及防护面罩。

2. 取出阳模后晾干，用消毒喷雾进行消毒。

第十二节　可重复使用器械的感染控制管理制度

1. 可重复使用器械使用后应做好椅旁预清洁。

2. 保存与运送 密闭保湿保存及运送,到消毒供应中心后清点数量。

3. 每日收集器械 4 次,分别为上午 10:30、12:00,下午 3:30、5:00。护理员到各诊室回收可重复使用器械,各诊室的护士将需要送消毒供应中心的器械在电脑的供应系统上输入并打印,与器械一起放置于器械筐,由护理员统一运送至消毒供应中心进行清洗消毒。

4. 发放 按回收数量等量发放,每日上午 8:00、下午 2:00 由护理员从消毒供应中心将已灭菌器械用无菌车(容器)密闭下送到各诊室。

5. 贮存 在专用无菌物品储存柜保存,纸塑包装、无纺布包装保存期 6个月。

第十三节 手机预清洁操作指引

1. 手机预清洁操作指引流程

(1) 个人防护:按标准预防措施,附加防护面罩。

(2) 椅旁预清洁:治疗完毕后及时踩脚闸冲洗管腔 30s,用敷料或 75% 乙醇溶液棉球擦拭,去除牙科手机表面肉眼可见的污物,放入专用的回收盒暂存。

(3) 回收:按不同医师分别放置,密闭运送到消毒供应中心。

2. 手机预清洁注意事项

(1) 收集牙科手机等操作过程中,应注意小心轻放,防碰撞及跌落至地面。

(2) 回收牙科手机时要注意保湿并密闭运送。

第十四节 医护人员手卫生规范

1. 手卫生 手卫生是医务人员洗手、卫生手消毒和外科手消毒的总称。

(1) 洗手:医务人员用肥皂(皂液)和流动水洗手,去除手部皮肤污垢、碎屑和部分致病菌的过程。

(2) 卫生手消毒:医务人员用速干手消毒液消毒双手,以减少手部暂居菌的过程。

(3) 外科手消毒:外科手术前医务人员用肥皂(皂液)和流动水洗手,再用速干手消毒液清除或者杀灭手部暂居菌和减少常居菌的过程。使用的速干手消毒液可具有持续抗菌活性。

2. 洗手与卫生手消毒的原则

(1) 当手部有血液或其他体液等肉眼可见的污染时,应用肥皂(皂液)和流动水洗手。

（2）当手部没有肉眼可见的污染时，可使用速干手消毒液消毒双手代替洗手。

（3）医务人员在下列情况时应先洗手，然后进行手卫生消毒。

1）接触患者的血液、体液和分泌物以及传染性致病微生物污染的物品后。

2）直接为传染病患者进行检查、治疗、护理或处理传染患者污染物之后。

第十五节　医院感染控制业务学习规范

1. 小组成员每年参加医院感染控制委员会专职人员进行的强化培训。

2. 对实习生及新入院的医护人员，应进行医院感染控制方面有关知识的培训。

3. 对科室医师加强诊疗过程中的感染控制、抗生素使用以及医院感染的诊断标准知识的培训。对科室护理人员重点培训消毒、隔离、无菌技术操作方面的有关知识。每季度组织学习培训消毒隔离的基本知识。每年参加医院进行的医院感染控制知识考核，并记入技术档案和个人年综合目标成绩。

4. 每年对科室医护人员进行身体检查、接种疫苗，以预防传染病侵袭传播。

5. 定期做好各项日常清洁、消毒、无菌工作，并登记保存。

6. 积极配合医院和上级主管部门对科室感染控制工作的监督、检查，针对存在的问题及时整改。

第十六节　预防尖锐器械损伤的规范

1. 任何尖锐器械都不能由护士手对手式传递给医师，而应由护士准备好，置于综合治疗台支架桌上，由医师自行取用。尖锐器械容器必须放置于靠近医护人员、方便医护人员操作的地方，以便操作后及时将尖锐器械弃置于尖锐器械容器内。

2. 所有尖锐器械伤害的处理都必须遵循国家相关法律法规、标准以及文件。

3. 尖锐器械容器通常为鲜艳的黄色。

4. 尖锐器械容器的使用

（1）尖锐器械容器装到标准装载线（即 3/4 程度）时，严密封口并按当地医疗垃圾法规处理，属于临床垃圾的需焚毁。

（2）尖锐器械容器开始使用时,应贴上当天的日期标签,使用期限为24h。超过24h,即使未达到装载线,也应停止使用。

5. 尖锐器械伤害的处理　当尖锐器械伤害不幸发生时,受害者需保持冷静,如果尖锐器械伤害与患者有关,要先留下患者,然后按照尖锐器械伤害的急救与处理程序进行。

（1）用流动水冲洗受伤部位,由近心端向远心端轻轻挤压,尽量挤出损伤处的血液,并用0.5%碘伏或75%乙醇溶液局部消毒。

（2）如果受伤部位是眼睛,用生理盐水或清水彻底冲洗10min以上。

（3）清洁受伤部位后,用消毒纱布拭干受伤部位,并用敷料覆盖,保护伤口不受外界污染。

6. 报告　报告科室负责人,按照医院管理规定进行处理。

第十七节　医护人员职业暴露应急处理

1. HIV暴露应急处理
（1）保持镇静。
（2）迅速、敏捷地按常规脱去手套。
（3）用流动水清洗污染的皮肤,用生理盐水冲洗黏膜。
（4）如有伤口,应用流动水冲洗受伤部位,由近心端向远心端轻轻挤压,尽量挤出损伤处的血液,并用0.5%碘伏或75%乙醇溶液局部消毒。如果受伤部位是眼睛,用生理盐水或清水彻底冲洗10min以上。
（5）清洁受伤部位后,用消毒纱布拭干受伤部位,并用敷料覆盖,保护伤口不受外界污染。

2. 报告　报告科室负责人,按照医院管理规定进行处理。

第十八节　每日每周每月环境消毒制度

1. 自然通风　诊室早上通风1h,由清洁工负责。尤其是使用空调的房间更应注意通风,以保持室内空气新鲜,显著减少空气中微生物的含量。这是最为简便有效的空气净化手段。

2. 空气消毒　使用空气动态消毒。采用多功能动态杀菌机进行空气动态消毒,每日早6~7点、晚6~7点启用固定空气消毒模式。

3. 常规清洁　每日治疗结束后,应立即擦拭清洁地面,冲洗消毒洗手池,用消毒液刷洗痰盂。凡与患者有表面接触的治疗用品及工作面均应采用相应的消毒剂擦拭消毒,有外套覆盖的物体及时更换覆盖外套。

4. 每季度进行一次物体表面、手、消毒液、空气的细菌培养和监测。

第十九节　诊疗环境卫生监测制度

1. 诊疗区环境整齐,通风良好,光线充足,布局合理。

2. 采用独立单间,诊疗室地面、墙壁、天花板采用光滑易清洁、防水防火防尘的材料装饰。

3. 应保持环境整洁,每日清洁,遇有血液或体液污染时应即刻清洁和消毒。

4. 洗手池与牙椅数目比例为 2∶1,洗手设施应完善,包括感应水龙头、流动水、清洁剂、干手设施(擦手纸)等,有手卫生指引。诊室内洗手池应保持清洁。

5. 每日用消毒湿巾擦拭各区域的台面、牙科综合治疗台及其配套设施,遇污染时及时清洁和消毒,并使用避污膜覆盖牙椅的器械台面、把手、照明灯把手、控制面板、三用枪手柄、吸唾管等连接部位。

6. 诊疗前,清洁综合治疗台水路及下水管道,为医护人员及患者准备好个人防护用品,包括口罩、帽子、手套、胸巾、护目镜等。

7. 诊疗中,戴手套操作时应避免接触防污膜覆盖以外的部位,以减少对周围环境的污染。治疗过程中还应采用避污隔离技术。

8. 诊疗后,一次性使用物品遵循一人一用一弃,使用后按《医疗废物管理条例》进行分类收集。包括手套、患者的胸巾、治疗巾、吸唾管、医用防污膜等。一次性口镜、镊子、探针、玻璃、废用钻针、弓丝、扩锉针等用后置于锐器盒内。可重复使用器械遵循一人一用一灭菌,口腔诊疗结束后,各种器械预清洁后,保湿密闭送消毒供应中心集中处理。

9. 全天诊疗结束后,冲洗水路 2min,超声波洁牙机水路保持干燥过夜。用消毒液冲洗吸唾管道、痰盂及其下水管道。诊室不存放污染器械过夜。从事洁牙、牙周治疗等污染性治疗的医护人员,每日更换工作服。

10. 科室每季度进行一次环境卫生监测,医院每季度对科室进行一次环境卫生监测。协助区疾病预防控制中心、市疾病预防控制中心来科室进行卫生监测。

第二十节　放射感染控制规范

1. 患者接触频繁的放射仪器表面应每日进行清洁消毒。

2. 接触患者口内投照时和处理污染放射胶片套时应戴手套,接触不同患者时应更换手套后按六步洗手法洗手或消毒。

3. 数字化牙片拍摄传感器或影像板应在每位患者拍摄前使用一次性隔离屏障进行覆盖，取下隔离屏障后应进行清洁和消毒。

4. 接触口腔黏膜的其他高科技口腔放射设备及计算机组件等，应遵循生产商提供的清洁消毒方法。

第二十一节　一次性物品、无菌物品管理规范

1. 所有一次性使用无菌医疗用品必须由设备部门统一集中采购。

2. 诊疗过程使用的器械、器具、物品、材料、设备应符合国家相关管理要求，并按照产品说明书规范使用。一次性使用医疗用品不应重复使用。

3. 每次领取一次性使用无菌医疗用品须查验每箱（包）产品的检验合格证、生产日期、消毒或灭菌日期、产品标识和失效期等，进口的一次性无菌医疗用品应具有灭菌日期和失效期等中文标识。

4. 物品存放于阴凉干燥、通风良好的地方。

5. 科室使用前应检查小包装有无破损、失效、产品有无不洁净等。

6. 使用时若发生热原反应、感染或其他异常情况时，必须及时留取样本送检，按规定详细记录，报告医院管理科、药剂科和设备采购部门。

7. 如果发现不合格产品或质量可疑产品时，应立即停止使用，并及时报告当地药品监督管理部门，不得自行进行退、换货处理。

8. 一次性使用无菌医疗用品后，须按照《医疗废物管理条例》的相关规定进行无害化处理，禁止重复使用和回流市场。

第二十二节　化学消毒液使用与监测规范

1. 应使用合法有效的消毒剂和消毒器械，并按照产品说明书在有效期内规范使用。

2. 根据物品的性能及病原体的特性，选择合适的消毒剂。

3. 严格掌握消毒剂的有效浓度、消毒时间和使用方法。

4. 需消毒的物品应洗净、干燥，浸泡时打开轴节，将物品浸没于溶液里。

5. 消毒容器（池）专用，有标签显示，消毒剂应定期更换，含氯消毒剂等易挥发的消毒剂应密闭，当天配制当天使用。

6. 科室有专人（质控护士）负责化学消毒剂的监测工作，指导正确的消毒流程。

7. 质控护士每日使用前或必要时对有挥发性的消毒剂的有效含量进行试

纸测试并及时调整浓度,随时进行抽查。

8. 质控护士须定时做好消毒剂有效浓度登记。

9. 定期对护理人员及卫生员的消毒环节进行考核。

第二十三节 医疗废物管理制度

1. 根据《医疗废物分类目录》对医疗废物实施分类管理。

2. 按照以下要求,及时分类收集医疗废物。

（1）根据医疗废物的类别,将医疗废物分置于符合《医疗废物专用包装物、容器标准和警示标识规定》的包装物或者容器内。

（2）在盛装医疗废物前,应当对医疗废物包装物或者容器进行认真检查,确保无破损、渗漏和其他缺陷。

（3）感染性废物、病理性废物、损伤性废物、药物性废物及化学性废物不能混合收集。

（4）批量的含有汞的体温计、血压计等医疗器具报废时,应当交由专门机构处置。

（5）放入包装物或者容器内的感染性废物、病理性废物、损伤性废物不得取出。

3. 盛装的医疗废物达到包装物或者容器的 3/4 时,应当使用有效的封口方式,使包装物或者容器的封口紧实、严密。

4. 盛装医疗废物的每个包装物、容器外表面应当有警示标识,在每个包装物、容器上应当有中文标签,中文标签的内容应当包括:医疗废物产生单位、产生日期、类别及需要的特别说明等。

5. 每日将分类包装的医疗废物按照规定的时间由保洁员与总务科医疗废物回收人员清点、交接、签名。将医疗废物运送至医疗废物暂存地。

6. 医疗废物暂时贮存的时间不得超过 24h。

7. 禁止科室及其工作人员转让、买卖医疗废物。禁止将医疗废物混入其他废物和生活垃圾。

8. 一旦发生医疗废物流失、泄漏、扩散和意外事故时,立即报告医院主管部门,并按照以下要求及时采取紧急处理措施:

（1）确定流失、泄漏、扩散的医疗废物的类别、数量、发生时间、影响范围及严重程度。

（2）组织有关人员尽快按照应急方案,对发生医疗废物泄漏、扩散的现场进行处理。

（3）对被医疗废物污染的区域进行处理时,应当尽可能减少对患者、医务人员、其他现场人员及环境的影响。

（4）采取适当的安全处置措施，对泄漏物及受污染的区域、物品进行消毒或者其他无害处置，必要时封锁污染区域，以防扩大污染。

（5）工作人员应当做好卫生安全防护后再工作。

9. 处理工作结束后，协助医院主管部门对事件的起因进行调查，并采取有效的防范措施预防类似事件的发生。

第二十四节　医疗废物泄漏紧急处理规范

一、医疗废物泄漏紧急处理流程（图2-1-1）

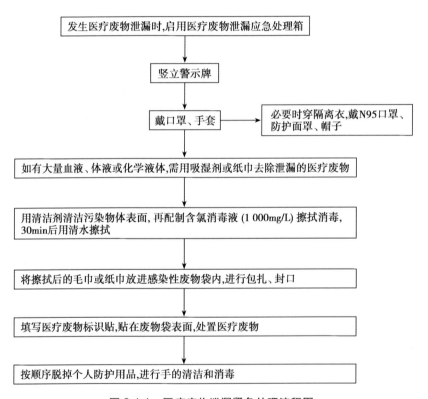

图2-1-1　医疗废物泄漏紧急处理流程图

二、医疗废物泄漏紧急处理注意事项

1. 防护用品每次使用后需按照医疗废物泄漏应急处理箱清单进行补充。

2. 每周检查一次医疗废物泄漏应急处理箱(表2-1-1)中的物品的有效期。

3. 处理有血液、体液等污染的地面和物体表面尽量不使用布巾和地巾直接接触血液等。如紧急情况使用后应按医疗废物处理。

4. 金属类物体表面应使用75%乙醇溶液擦拭消毒。

表2-1-1 医疗废物泄漏应急处理箱清单

序号	物品名	数量	失效日期
1	隔离衣	2件	
2	一次性帽子	2个	
3	防护眼镜	1副	
4	口罩	2只	
5	手套	2双	
6	速干手消毒液	1瓶	
7	含氯消毒片	1瓶	
8	纸巾	1包	

第二章

口腔门诊小设备和小仪器的操作流程

第一节　牙科手机的使用、清洗、消毒、灭菌流程

1. 防护　使用牙科手机时按照标准预防措施做好医护人员的个人防护,患者佩戴护目镜,诊室开启动态空气消毒机。

2. 椅旁预清洁　治疗完毕后,将牙科手机带钻针空转 30s 防止回吸。用75% 乙醇溶液棉球或者消毒湿巾擦拭以及时去除牙科手机表面肉眼可见的污物。带光纤牙科手机可用气枪吹净光纤表面的颗粒和灰尘,擦净光纤表面的污渍,放入密闭的回收盒暂存。

3. 回收　根据每间诊室的色带输入供应系统领物单,输入领物单时应核对诊室、数量、牙科手机的型号、色带。回收护士与提交护士应双方核对,核对无误后方可接收。

4. 初洗

(1) 带螺纹的牙科手机表面可用软毛刷在流动水下清洗,使用压力罐装清洁润滑油清洁牙科手机进气孔管路,或使用压力水枪冲洗进气孔内部的管路,然后使用压力气枪进行干燥。

(2) 使用压力罐装清洁润滑油清洁牙科手机的过程中,用透明塑料袋或纸巾包住牙科手机头部,避免油雾播散。

(3) 部件可拆的种植牙专用手机应拆开清洗。不可拆的种植牙专用手机可选用压力水枪进行内部管路清洗。

(4) 使用压力水枪清洗牙科手机后应尽快使用压力气枪进行内部气路的干燥,避免轴承损坏。

(5) 压力水枪和压力气枪的压力宜在 200~250kPa,不宜超过牙科手机使用说明书标注的压力。

(6) 牙科手机不应浸泡在液体溶液内清洗。

(7) 使用罐装清洁润滑油清洁内部的过程中,如有污物从牙科手机头部

位流出,应重复第一步操作直到无污油流出为止。

5. 精洗

（1）牙科手机放入机械清洗设备内,固定牙科手机,选择正确的清洗程序。

（2）机械清洗设备内应配有牙科手机专用接口,其清洗水流、气流符合牙科手机的内部结构。

（3）机械清洗设备用水宜选用去离子水、软水或蒸馏水。

（4）电源马达不应使用机械清洗机清洗。牙科手机不宜选用超声波清洗,不宜与其他口腔器械同时清洗。

6. 干燥　牙科手机取出后使用压力气枪吹干手机腔体内的水分。

7. 手工养护

（1）用压力罐装润滑油连接匹配的注油适配器或接头对牙科手机注入润滑油。清洁注油时应将注油接头与牙科手机注油部位固定,以保证注油效果。注油时采取防止油雾播散的措施。

（2）牙科手机夹持器械的部位(卡盘或三瓣簧)应每日注油。

（3）内油路式牙科手机宜采用油脂笔对卡盘或三瓣簧和轴承进行润滑。

（4）选择压力罐装清洁润滑油对牙科手机进行清洁可以不用再次注入润滑油。

8. 机械养护

（1）将牙科手机连接匹配的注油适配器或接头后,插入自动注油养护机内进行注油。

（2）选择适宜的注油程序,完成后注意晾干手机,再进行包装。

9. 封口包装

（1）医用热封口机应在每日使用前检查参数的准确性,使用前按机器规定的时间预热。

（2）包装袋选用符合标准的纸塑包装。

（3）纸塑包装内手机柄离封口的距离大于 6mm,封口的宽度大于 2.5cm。

（4）纸塑包装外应有灭菌指示标签,并标有物品名称、包装者、灭菌器编号、灭菌批次、灭菌日期及失效期,如只有 1 个灭菌器时可不标注灭菌器编号。

10. 装炉灭菌　将手机放入灭菌炉,根据灭菌炉说明书的规定放入一定量的手机,再放入灭菌标准生物测试包和(或)压力蒸汽灭菌快速阅读生物培养指示剂进行灭菌。

11. 监测发放

（1）打开灭菌炉，检测指示卡是否合格，将灭菌合格的手机取出并按照供应系统领物单发回，将第五类化学指示卡粘贴登记在高压蒸汽灭菌记录本上。

（2）诊室护士接收灭菌好的手机时应核对是否灭菌有效，包装是否符合标准、完好无损、无潮湿，包装上是否有标签，标签内容是否有误。

第二节　光固化灯的使用及维护

1. 使用流程

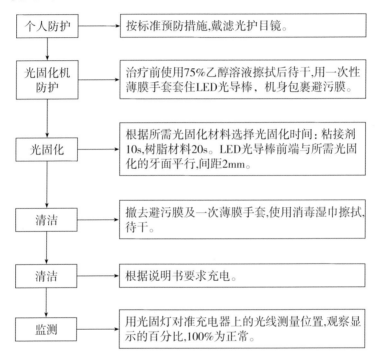

个人防护	按标准预防措施，戴滤光护目镜。
光固化机防护	治疗前使用75%乙醇溶液擦拭后待干，用一次性薄膜手套套住LED光导棒，机身包裹避污膜。
光固化	根据所需光固化材料选择光固化时间：粘接剂10s，树脂材料20s。LED光导棒前端与所需光固化的牙面平行，间距2mm。
清洁	撤去避污膜及一次薄膜手套，使用消毒湿巾擦拭，待干。
清洁	根据说明书要求充电。
监测	用光固灯对准充电器上的光线测量位置，观察显示的百分比，100%为正常。

2. 注意事项

（1）必须严格按照说明使用光固化灯。

（2）远离溶剂、易燃液体及强热源以免损坏充电设备的塑胶外壳、垫圈或操作按钮的外壳。

（3）操作机器时远离易燃物。

（4）勿让溶剂进入机器，以免造成短路或引起潜在危险的功能异常。

（5）体内植有心脏起搏器的患者或使用者，若被告知接触小型电器时应小心谨慎，否则禁止使用。

（6）不得用于有光敏感反应病史或正在使用感光药物的患者。

（7）做过白内障手术的患者可能会对光照特别敏感，因此除非有适当的安全措施,例如使用护目镜来遮蔽蓝光,否则应避免使用。

(8) 有视网膜疾病史的患者,使用此仪器时应先咨询眼科医师。

(9) 每次使用本仪器之前,确定发出的光线强度足以安全地进行聚合。利用充电器内的光线测试区加以确认。

(10) 每次使用时操作者及患者应戴滤光护目镜。

(11) 每次使用前后应用消毒湿巾或75%乙醇溶液擦拭,待干。

第三节　口腔显微镜的使用及维护

1. 使用流程

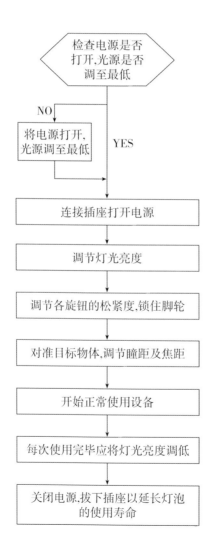

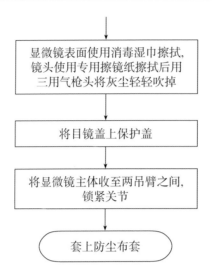

显微镜表面使用消毒湿巾擦拭,
镜头使用专用擦镜纸擦拭后用
三用气枪头将灰尘轻轻吹掉

将目镜盖上保护盖

将显微镜主体收至两吊臂之间,
锁紧关节

套上防尘布套

2. 显微镜基本的保养有防高热、防潮、防尘、防腐蚀、防震。

第四节 口腔综合治疗台的使用及保养

1. 使用流程

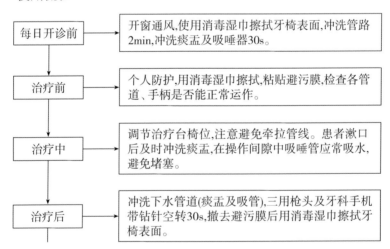

每日开诊前	开窗通风,使用消毒湿巾擦拭牙椅表面,冲洗管路2min,冲洗痰盂及吸唾器30s。
治疗前	个人防护,用消毒湿巾擦拭,粘贴避污膜,检查各管道、手柄是否能正常运作。
治疗中	调节治疗台椅位,注意避免牵拉管线。患者漱口后及时冲洗痰盂,在操作间隙中吸唾管应常吸水,避免堵塞。
治疗后	冲洗下水管道(痰盂及吸管),三用枪头及牙科手机带钻针空转30s,撤去避污膜后用消毒湿巾擦拭牙椅表面。

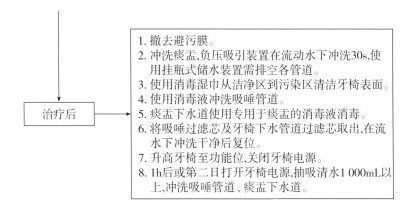

治疗后

1. 撤去避污膜。
2. 冲洗痰盂,负压吸引装置在流动水下冲洗30s,使用挂瓶式储水装置需排空各管道。
3. 使用消毒湿巾从洁净区到污染区清洁牙椅表面。
4. 使用消毒液冲洗吸唾管道。
5. 痰盂下水道使用专用于痰盂的消毒液消毒。
6. 将吸唾过滤芯及牙椅下水管道过滤芯取出,在流水下冲洗干净后复位。
7. 升高牙椅至功能位,关闭牙椅电源。
8. 1h后或第二日打开牙椅电源,抽吸清水1 000mL以上,冲洗吸唾管道、痰盂下水道。

2. 日常养护

（1）操作时严格按照标准流程执行。

（2）严格按照供应商提供的说明书进行养护操作。

（3）综合治疗台使用后应将牙椅、灯臂及各吊臂放到最适合的功能位。

（4）每日养护及消毒应做好记录。

第五节　根尖定位仪的使用及维护

1. 使用流程

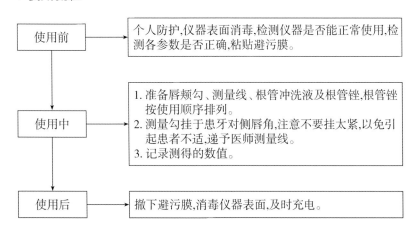

使用前　个人防护,仪器表面消毒,检测仪器是否能正常使用,检测各参数是否正确,粘贴避污膜。

使用中
1. 准备唇颊勾、测量线、根管冲洗液及根管锉,根管锉按使用顺序排列。
2. 测量勾挂于患牙对侧唇角,注意不要挂太紧,以免引起患者不适,递予医师测量线。
3. 记录测得的数值。

使用后　撤下避污膜,消毒仪器表面,及时充电。

2. 日常养护

（1）操作时严格按照标准流程执行。

（2）严格按照供应商提供的说明书进行养护操作。

（3）连接线转接处避免折叠。

（4）每日养护及消毒应做好记录。

第六节　根管预备仪的使用及维护

1. 使用流程

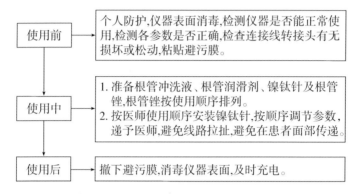

| 使用前 | → | 个人防护,仪器表面消毒,检测仪器是否能正常使用,检测各参数是否正确,检查连接线转接头有无损坏或松动,粘贴避污膜。 |

| 使用中 | → | 1. 准备根管冲洗液、根管润滑剂、镍钛针及根管锉,根管锉按使用顺序排列。
2. 按医师使用顺序安装镍钛针,按顺序调节参数,递予医师,避免线路拉扯,避免在患者面部传递。 |

| 使用后 | → | 撤下避污膜,消毒仪器表面,及时充电。 |

2. 日常养护
（1）操作时严格按照标准流程执行。
（2）严格按照供应商提供的说明书进行养护操作。
（3）连接线转接处应避免折叠。
（4）使用后及时充电。
（5）每日养护及消毒应做好记录。

第七节　热牙胶系统的使用及维护

1. 使用流程

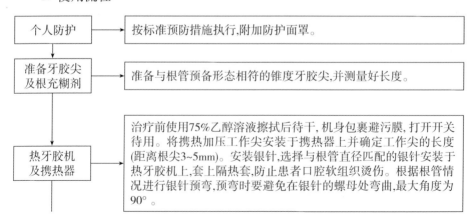

| 个人防护 | → | 按标准预防措施执行,附加防护面罩。 |

| 准备牙胶尖及根充糊剂 | → | 准备与根管预备形态相符的锥度牙胶尖,并测量好长度。 |

| 热牙胶机及携热器 | → | 治疗前使用75%乙醇溶液擦拭后待干,机身包裹避污膜,打开开关待用。将携热加压工作尖安装于携热器上并确定工作尖的长度(距离根尖3~5mm)。安装银针,选择与根管直径匹配的银针安装于热牙胶机上,套上隔热套,防止患者口腔软组织烫伤。根据根管情况进行银针预弯,预弯时要避免在银针的螺母处弯曲,最大角度为90°。 |

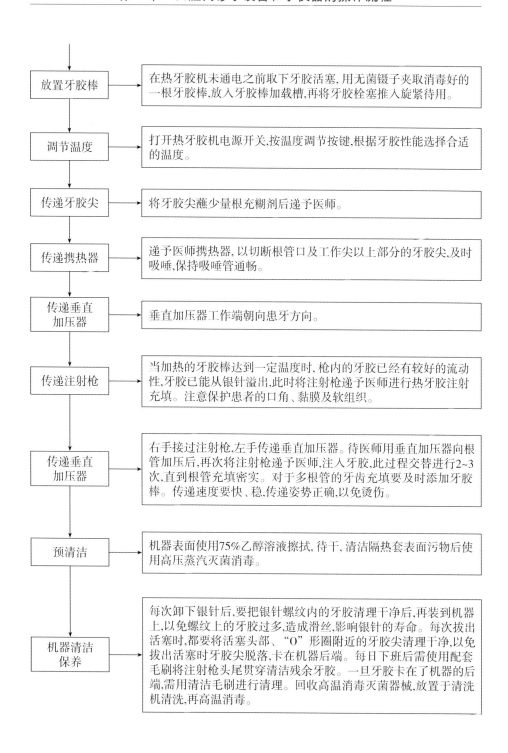

放置牙胶棒	在热牙胶机未通电之前取下牙胶活塞,用无菌镊子夹取消毒好的一根牙胶棒,放入牙胶棒加载槽,再将牙胶栓塞推入旋紧待用。
调节温度	打开热牙胶机电源开关,按温度调节按键,根据牙胶性能选择合适的温度。
传递牙胶尖	将牙胶尖蘸少量根充糊剂后递予医师。
传递携热器	递予医师携热器,以切断根管口及工作尖以上部分的牙胶尖,及时吸唾,保持吸唾管通畅。
传递垂直加压器	垂直加压器工作端朝向患牙方向。
传递注射枪	当加热的牙胶棒达到一定温度时,枪内的牙胶已经有较好的流动性,牙胶已能从银针溢出,此时将注射枪递予医师进行热牙胶注射充填。注意保护患者的口角、黏膜及软组织。
传递垂直加压器	右手接过注射枪,左手传递垂直加压器。待医师用垂直加压器向根管加压后,再次将注射枪递予医师,注入牙胶,此过程交替进行2~3次,直到根管充填密实。对于多根管的牙齿充填要及时添加牙胶棒。传递速度要快、稳,传递姿势正确,以免烫伤。
预清洁	机器表面使用75%乙醇溶液擦拭,待干,清洁隔热套表面污物后使用高压蒸汽灭菌消毒。
机器清洁保养	每次卸下银针后,要把银针螺纹内的牙胶清理干净后,再装到机器上,以免螺纹上的牙胶过多,造成滑丝,影响银针的寿命。每次拔出活塞时,都要将活塞头部、"O"形圈附近的牙胶尖清理干净,以免拔出活塞时牙胶尖脱落,卡在机器后端。每日下班后需使用配套毛刷将注射枪头尾贯穿清洁残余牙胶。一旦牙胶卡在了机器的后端,需用清洁毛刷进行清理。回收高温消毒灭菌器械,放置于清洗机清洗,再高温消毒。

2. 日常养护

（1）不能和心脏起搏器一起使用该设备。

（2）不能使用含有漂白剂或氯化铵的消毒剂清洁设备。

（3）不能用高压灭菌方式处理电热元件或充电基座。

（4）勿使溶剂进入机器，以免造成短路或引起潜在危险的功能异常。

（5）注射枪在使用过程中工作端会非常烫，应避免直接接触患者口腔内的软组织。

（6）当前一个牙胶棒从针头全部挤出后，并使注射枪冷却一段时间后，再放置新的牙胶棒。

（7）只能从注射枪的中部装填窗口装填牙胶棒，装填前银针需安装就位并加热注射枪，装填后将活塞缓慢就位，以将多余气体排出。

（8）每日下班后应将注射枪升温至200℃后将枪内剩余牙胶打尽，用配套毛刷从注射枪头尾贯穿清洁残余牙胶，以延长其使用寿命。

（9）替换旧针头时，等待5min使注射枪自然冷却。用扳钳以逆时针方向移除针头。

（10）安装新针头前，应将注射枪口清洁干净，用扳钳以顺时针方向转动从而固定针头，注意不可旋转过紧，再用扳钳将针头弯曲到合适的弯度。

（11）当活塞在注射枪内部时，不可用力推入或拉出活塞。一旦微粒物质加热到合适的温度，需要通过按动扳机数次推进活塞。如果不可行，可轻微用力手动推进活塞几次。推动活塞不得超出第二条（宽的）红线。

（12）使用过程中应注意个人防护以免发生针刺伤及烫伤。

（13）机器表面只可用75%乙醇溶液清洁。

第八节　硅橡胶混配机的使用及维护

1. 使用流程

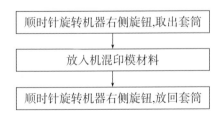

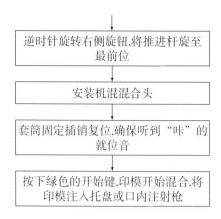

逆时针旋转右侧旋钮,将推进杆旋至
最前位

↓

安装机混混合头

↓

套筒固定插销复位,确保听到"咔"的
就位音

↓

按下绿色的开始键,印模开始混合,将
印模注入托盘或口内注射枪

2. 日常养护及注意事项

（1）严格按照供应商提供的说明书进行养护操作。

（2）机器长时间不使用时应关闭电源,避免机器短路。

（3）印模材料初次使用时应先过滤混配后颜色不均匀的材料,再均匀注入口内注射枪或托盘。

（4）安装混合头或套筒时,应确保就位完全方可使用。

第九节 树脂胶囊混配机的使用及维护

1. 使用流程

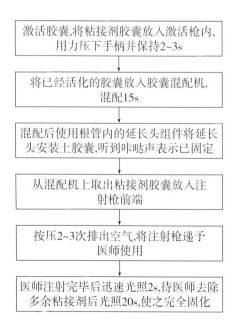

激活胶囊,将粘接剂胶囊放入激活枪内,
用力压下手柄并保持2~3s

↓

将已经活化的胶囊放入胶囊混配机,
混配15s

↓

混配后使用根管内的延长头组件将延长
头安装上胶囊,听到咔哒声表示已固定

↓

从混配机上取出粘接剂胶囊放入注
射枪前端

↓

按压2~3次排出空气,将注射枪递予
医师使用

↓

医师注射完毕后迅速光照2s,待医师去除
多余粘接剂后光照20s,使之完全固化

2. 日常养护及注意事项

（1）使用胶囊混配机前注意激活胶囊,在口内使用时应注意避光。

（2）安装使用根管的延长头时要听到咔哒声方可使用。

（3）使用混配机后可能有粉末溅出,应注意及时清理。

第十节　浓缩生长因子离心机及搅拌机的使用及维护

一、浓缩生长因子离心机的使用流程

1. 用物准备　止血带、采血针、采血管若干支、碘伏消毒液、棉签、浓缩生长因子(CGF)离心机。

2. 操作步骤

（1）打开电源,检查机器是否正常。

（2）根据医嘱核对患者信息,查对采血管的型号、有效期及有无破损。

（3）采血管标签注明患者姓名、性别、年龄,采集时间,严格执行无菌操作抽取静脉血。

（4）将采集到的血液标本核对无误后,登记采集时间,患者姓名、性别、年龄,手术医师,试管数量,然后执行者签名。

（5）将采集好的静脉血试管两两相对平衡放入离心机。

（6）盖好盖子,确认 CGF 灯亮(确认关紧,听到"哒"的响声即可),按下START 键。

（7）离心完成机器的盖子会自动打开(约 12min),取出试管并检查 CGF离心效果、登记时间、患者信息、试管数量、执行者签名等。

（8）CGF 在使用前,护士与手术医师应仔细核对标本信息,确认无误方可倒入手术器械台使用。

（9）将最上层的血清倒入不锈钢杯中,将 CGF 下面多余的红细胞剪掉,要保留 2~3mm 的红细胞。

（10）将 CGF 放入带盖的容器内,提前放入少量生理盐水,盖好备用。

3. 操作流程

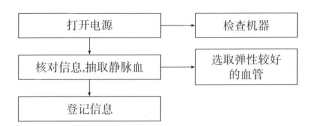

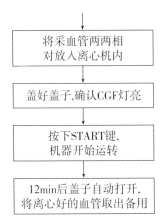

将采血管两两相
对放入离心机内

盖好盖子,确认CGF灯亮

按下START键,
机器开始运转

12min后盖子自动打开,
将离心好的血管取出备用

二、CGF 搅拌机的使用流程

1. 用物准备　CGF 器械盒一套、CGF 搅拌机。

2. 操作步骤

（1）打开电源,检查机器是否正常。

（2）搅拌前先将准备好的 CGF 放入不锈钢搅拌杯内剪碎,利于余液析出。注意:一定要沥干多余液体。

（3）加入骨粉,骨粉和 CGF 的比例为 1∶1(放入骨粉前一定要将多余液体吸走)。

（4）将不锈钢搅拌杯放入白色特氟龙盒,然后放入机器,盖好盖子,设置搅拌时间为 6s,按 START 键即可。

（5）严禁空转。将搅拌杯底下的孔对好机器黑色盒底部凸起的地方并装好。

（6）搅拌好打开不锈钢杯,取出备用。

3. 操作流程

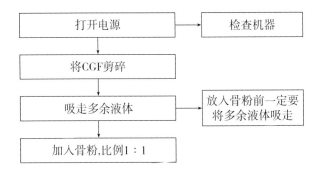

打开电源 → 检查机器

将CGF剪碎

吸走多余液体 → 放入骨粉前一定要将多余液体吸走

加入骨粉,比例1∶1

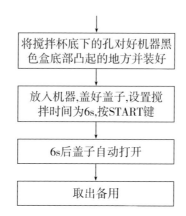

4. 消毒流程及注意事项

（1）CGF 手术器械均应送供应中心高温高压灭菌。

（2）白色特氟龙圆盒不能用高温高压消毒,可用碘伏、酒精浸泡。

（3）一次铸型无菌转筒可高温高压灭菌。

第十一节　激光治疗仪的使用及维护

1. 操作步骤

（1）连接电源线。

（2）安装激光线及手柄。

（3）打开机器电源开关,进入界面,输入密码。

（4）戴好激光防护眼镜。

（5）选择工作模式调整好参数,按 ready 键开始使用。

（6）踩下脚踏开关,控制手柄工作。

（7）手术结束后,关闭电源,取下激光线、激光手柄清洗,消毒。

2. 操作流程

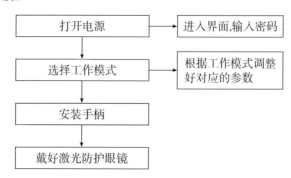

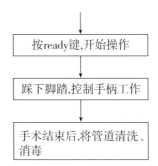

按ready键,开始操作

↓

踩下脚踏,控制手柄工作

↓

手术结束后,将管道清洗、消毒

3. 消毒流程及注意事项

（1）从机器上卸下手柄。

（2）用清水冲洗手柄表面污渍,拧开手柄帽进行清洗,清洗完毕后保湿。

（3）送至消毒供应中心进行清洗灭菌。

（4）机器表面及开关处用消毒湿巾擦拭消毒。

（5）使用过的防护眼镜用消毒湿巾擦拭消毒。

（6）激光线使用端清洗擦拭,使用配备的工具刀切除发黑部分,小心存放并消毒。

第十二节　超声波洁牙机的使用及维护

1. 使用流程

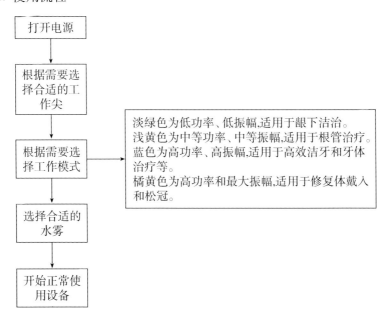

打开电源

↓

根据需要选择合适的工作尖

↓

根据需要选择工作模式 → 淡绿色为低功率、低振幅,适用于龈下洁治。
浅黄色为中等功率、中等振幅,适用于根管治疗。
蓝色为高功率、高振幅,适用于高效洁牙和牙体治疗等。
橘黄色为高功率和最大振幅,适用于修复体戴入和松冠。

↓

选择合适的水雾

↓

开始正常使用设备

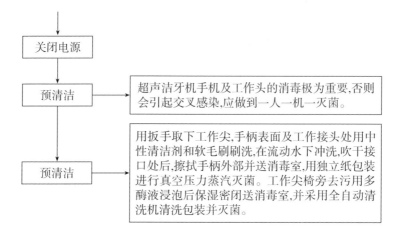

2. 日常养护及注意事项

（1）必须严格按照说明书使用该仪器。

（2）远离溶剂、易燃液体及强热源以免损坏充电设备的塑胶外壳、垫圈或操作按钮的外壳。

（3）操作机器时远离易燃物。

（4）勿使溶剂进入机器，以免造成短路或引起潜在危险的功能异常。

（5）体内植有心脏起搏器者，若被告知接触小型电器时应小心谨慎，否则禁止使用。

（6）超声洁牙机手柄及工作头的消毒极为重要，易引起交叉感染，应做到一人一机一灭菌。

（7）手柄后部有一个密封圈，由于需要消毒会反复插拔，为延长其使用寿命，应经常用牙科润滑剂润滑。一旦破损或过度磨耗，应及时更换密封圈。

第十三节　CAD/CAM 椅旁设备的使用及维护

一、CEREC Omnicam 真彩扫描仪使用流程及注意事项

1. 使用流程

（1）正确开机：连接电源，按启动键，提前 0.5h 开机进入待机状态。

（2）打开 CEREC 软件。

（3）建立患者档案，点击"添加新患者"填入相应的信息，点击"添加新病例"，进入新病例建立界面。

（4）选择适应证，根据患者情况选择设计模式、材料、厂家，最后选择并确认牙位后，点击"取像"供医师取像。

（5）口内取像：扫描工作模型、对颌模型、正中咬合关系。

（6）将设计好的数字模型保存，将 CEREC 与研磨仪设备连接。

（7）点击页面上的"启动研磨"。

（8）研磨完毕后，正确关机。退出软件，关闭计算机，等待键盘指示灯由绿色变成黄色。

2. 注意事项

（1）移动 CEREC 设备时应注意保护屏幕及取像手柄。

（2）主机在无电源的情况下电池最多供电 10min，同时会发出"吡吡"的警报声，此时应尽快连接电源或尽快保存电脑上的影像资料。

（3）设备键盘和取像手柄应贴上防护膜，摄像头使用后应先预清洁，再使用邻苯二甲醛消毒液浸泡消毒。切勿使用有色布料作为清洁布，防止脱色，切勿向显示屏喷洒消毒剂、酒精等化学溶剂。

（4）轨迹球卡环应定期进行清洁，沿逆时针方向旋转卡环，将其取下。用酒精棉球清洁卡环内表面。取下轨迹球，清洁球体。装入轨迹球，装上卡环，沿顺时针方向旋转，直至稳合。

（5）校准：设备在每次运输后和重新安装后需用校准头进行校准，校准前将 CEREC 预热 15~20min，这样得到的校准结果最准确。

二、CEREC 研磨仪操作流程及注意事项

1. 操作流程

（1）接通电源。

（2）打开背部电源总开关及面板上的橙色开关。

（3）打开舱盖。

（4）放置瓷块，拧紧固定螺丝，关闭舱盖，启动研磨。

（5）研磨结束后打开舱盖，清理研磨仓，卸下残余瓷块。

（6）保持舱门为开启状态，待其自然风干。

2. 换水流程

（1）取出水箱。

（2）拧开下部出水孔，将水箱内的污水排出。

（3）打开水箱盖（如果难以手动打开水箱盖、水箱排水口或滤芯，可使用扳手）。

（4）抽出滤水芯，将过滤芯和水箱内部洗净（可用软毛刷彻底洗净过滤芯夹缝中的瓷粉）。

（5）不能使用任何清洁剂。

（6）在水箱中注入纯净水或蒸馏水，直至完全覆盖滤芯（约 3L）。

（7）在水箱中注入 150mL 冷却液。

（8）将水箱放回研磨仪。

3. 更换车针

（1）进入 CEREC 系统,点击下拉菜单→进入"配置"→"设备"→"MCXL"→"更换器械"→"车针组 1"→"需要更换的车针类型"。

（2）打开研磨仪舱门(打开时请用手扶住)。

（3）用工具以逆时针方向卸下旧的车针。

（4）更换新车针。

（5）顺时针方向拧紧,并听到"咔"的一声。

（6）关闭研磨仪舱门。

（7）点击"开始"→"退出配置",完成更换。

4. 注意事项

（1）打开研磨仪舱盖必须双手操作。

（2）研磨仪校准周期为每年一次。

（3）当设备提示换水信息时应立即换水,水箱内过滤芯需用软毛刷沿竖条纹路彻底清除残余瓷粉,清洗后的滤芯放置于阴凉处晾干,滤芯建议 3 个月更换一次。

（4）设备不加工时确保瓷块和车针永远插在瓷块夹持孔和车针夹持孔内。

（5）研磨仪车针磨耗且不能使用时,CEREC 扫描仪电脑会出现需要更换车针的提示。设备研磨 20~25 个修复体后需更换车针。

第三章

口腔门诊护士岗位职责

第一节　口腔科 N0 级护士岗位职责

一、任职资格

1. 护理专业大专以上学历，暂未取得护士执业证书或已获得护士执业证书。

2. 经过医院相应的岗前和岗位培训且考试合格。

3. 在上级护士指导下能胜任本岗位工作职责。

二、职责任务

1. 遵守医德医风规范和行业纪律，廉洁行医，定期参加医德医风考评。

2. 已取得护士执业证书的 N0 级护士，在责任护士的指导下，参与口腔诊疗基础护理工作（未取得护士执业证书的 N0 级护士，需责任护士带教，协助完成口腔诊疗的基础护理工作）。

3. 严格遵守消毒隔离制度，做好诊室消毒隔离工作。

4. 参与门诊管理，维持就诊秩序，保持诊室环境整齐、清洁、卫生、安静，为患者做好安全防护及急救措施。

5. 在诊疗过程中协助护士及医务人员完成清点诊室固定资产，备齐所需用物，检查无菌物品、无菌溶液的有效期。双人核对后将器械送供应中心消毒。完成牙科治疗台的水路消毒，关闭电源、水源开关。做好工作统计。

6. 参与常规性护理查房、护理教学查房、业务学习。

7. 按时完成层级培训与规范化培训计划。完成本职称范围的继续教育，完成院内在职培训。

第二节 口腔科 N1 级护士岗位职责

一、任职资格

1. 具备完成本岗位职责的能力。

2. 本科、大专毕业后取得注册护士资格。

3. 掌握基础护理、各种护理操作技术及常用急救技术,能解决本科室常见护理问题。

二、职责任务

1. 在护士长领导下和上级护士指导下实施各项护理工作。遵守医德医风规范和行业纪律,廉洁行医,定期参加医德医风考评。

2. 按照护理工作流程、工作标准、技术规范、常规等熟练完成各项基础护理和部分专科护理工作。准确执行医嘱,正确实施治疗、用药和护理措施,并观察患者反应。

3. 遵守医院感染管理相关制度,做好物资、药品、器材请领保管工作。

4. 随时做好诊疗过程中的应急处理。参与急危重患者的抢救配合,熟练保养、使用各种急救器材及药品。

5. 参与病区管理,保持诊间环境整洁、舒适、安静,为患者做好安全防护措施(如防坠椅、防跌倒等),保证护理安全。

6. 参与常规性护理查房、护理教学查房和病例讨论。

7. 参与临床教学工作。协助高级责任护士指导实习生或进修护士完成临床教学任务。参与并指导 N0 级护士完成相应的护理工作。

8. 按时完成护士规范化培训计划。完成本职称范围的继续教育及院内在职培训。

第三节 口腔科 N2 级护士岗位职责

一、任职资格

1. 具备完成本岗位职责的能力。

2. 本科、大专毕业后取得注册护士资格。

3. 掌握基础护理、各种护理操作技术及常用急救技术,能解决本科室常见护理问题。

二、职责任务

1. 在护士长、专科护士及高级责任护士指导下完成各项护理工作。遵守医德医风规范和行业纪律，廉洁行医，定期参加医德医风考评。

2. 指导护士进行护理业务技术操作，正确执行医嘱及各项护理技术操作规程，观察记录患者的反应，发现问题及时解决。

3. 带领护士完成新业务、新技术的临床实践。参与诊室管理、诊室巡查、护士技术考核及业务小讲课，参与、指导和监督护理实施及评价护理效果。

4. 做好实习护士、进修护士的临床带教工作，参与常规性护理查房、护理教学查房和病例讨论。参与并指导 N1 级护士完成相应的护理工作。

5. 对本诊室护理单元的护理差错、事故进行分析，提出防范措施。

6. 参与急危重患者的抢救工作，熟练保养、使用各种急救器材及药品。

7. 参与病区管理，保持诊间环境整洁、舒适、安静，为患者做好安全防护措施（如防坠椅、防跌倒等），保证护理安全。

8. 按时完成护士规范化培训计划。完成本职称范围的继续教育，完成院内在职培训。

第四节 口腔科 N3 级护士岗位职责

一、任职资格

1. 具备完成本岗位职责的能力。

2. 大专及以上学历的注册护士，主管护士以上或具备临床护理工作 10 年及以上资历，完成 N3 级临床护理岗位培训且考核合格，在责任护士岗位任职 5 年及以上。

3. 临床专科护理业务知识较为扎实，基础护理与专科护理技术熟练，有一定的教学和管理能力，护士长不在位或科室无护士长时，能代理护士长工作。

4. 熟练掌握基础护理、专科护理及常用急救技术，能独立准确评估、判断和处理本科室护理问题，能根据患者情况制订护理计划并组织实施。能独立处理本科室常见的专业技术问题，具有开展以患者为中心的整体护理能力。了解常用的临床检验方法、本科室的特殊检查方法及临床意义。

二、职责任务

1. 在科主任、科护士长、护士长的领导下进行工作。遵守医德医风规范和行业纪律，廉洁行医，定期参加医德医风考评。

2. 严格执行操作规程、规章制度,掌握常用的护理质量管理方法。

3. 协助科室护士长组织全科诊室护理巡查,具备护理会诊能力,参与护士业务学习讲课技术指导及考核工作。

4. 解决本科室护理业务的疑难问题,参加指导危重患者的抢救及护理技术的实施。

5. 主持护理查房及病例讨论,承担实习护士、进修护士及下级护士的临床带教工作。

6. 及时记录、检查、修正下级护士的护理工作,对本护理单元发生的护理差错、事故进行分析、鉴定,并提出防范措施,修改完善护理工作流程。

7. 协助本科室护士长做好临床管理工作及护理人才的培养,为患者提供优质护理服务。

8. 参加护理科研工作,完成继续教育学分。

9. 协助护士长做好科室持续质量改进和管理工作,协助完善护理工作流程。

第五节　口腔科 N4 级护士岗位职责

一、任职资格

1. 具备完成本岗位职责的能力。

2. 大专及以上学历的注册护士,主管护师以上或具备临床护理工作 10 年及以上资历,完成 N4 级临床护理岗位培训且考核合格,在责任护士岗位上任职 5 年及以上。

3. 临床专科护理业务知识较为扎实,基础护理与专科护理技术熟练,有一定的教学和管理能力,护士长不在位或科室无护士长时,能代理护士长工作。

4. 熟练掌握基础护理、专科护理及常用急救技术,能独立准确评估、判断和处理本科室护理问题,能根据患者情况制订护理计划并组织实施。能独立处理本科室常见的专业技术问题,具有开展以患者为中心的整体护理能力。了解常用的临床检验方法、本科室的特殊检查方法及临床意义。

二、职责任务

1. 在科主任、科护士长、护士长的领导下,负责所在护理单位的日常工作。遵守医德医风规范和行业纪律,廉洁行医,定期参加医德医风考评。

2. 履行高级责任护士职责,负责接诊患者的各项护理工作,实施并指导患者健康教育及心理护理。

3. 严格执行操作规程、规章制度,协助科主任、护士长做好护理质量监控。

4. 带领护士对患者进行评估和护理效果评价,解决本科室护理业务的疑难问题,参与指导危重患者的抢救及护理技术的实施。

5. 及时记录、检查、修正下级护士的护理工作,协助护士长修改完善护理工作流程。

6. 负责协调与相关人员和部门的关系,协助科主任、本科室护士长做好临床管理工作及护理人才的培养,为患者提供优质护理服务。

7. 主持护理查房及病例讨论,承担实习护士、进修护士及下级护士的临床带教工作。参加护理科研工作,完成继续教育学分。

第六节 口腔科 N5 级护士岗位职责

一、任职资格

1. 具备副主任护师以上技术职称,护理专业本科以上学历,具有专科护士证书,直接从事本科室护理技术工作 10 年及以上的在职在岗注册护士。

2. 接受省级卫生行政主管部门组织或委托的专科护士培训且考核合格,并具有省级以上卫生行政主管部门认可的专科护士资格证书。

3. 精通本学科基础理论和专业知识,掌握相关学科知识,及时跟踪并掌握国内外本专业新理论、新技术,根据专业发展的需要,确定本专业工作和研究方向。

4. 熟练掌握专业理论、知识、技能,将知识融会贯通于实际工作中。

5. 有丰富的临床护士工作经验,能循证解决本科室复杂疑难的护理问题,有指导专业护士有效开展基础护理、专科护理的能力。

6. 有组织、指导临床、教学、科研的能力,是本学科学术带头人。

7. 能熟练运用一门外语获取学科信息和进行学术交流。

8. 及时跟踪并掌握国内外本学科新理论、新技术,每年接受相应专业领域的继续教育。

二、职责任务

1. 有权行驶高级责任护士的职责,遵守医德医风规范和行业纪律,廉洁行医,定期参加医德医风考评。

2. 主持并指导本学科领域的全面业务技术工作,开展高级护理实践,拓展实践领域和专业工作范畴。

3. 领导科室护理团队,并在日常工作中贯彻团队的核心价值观,组织制订本科室护理工作规范,制订并审核所在科室各项护理工作标准、护理质量评价标准等。

4. 参与疑难病例讨论,分析患者的护理问题,针对护理问题制订护理计划。实施循证护理,解决护理疑难问题。指导护士工作,确保本科室的护理质量。

5. 制订或修订本科室护理工作规范、护理质量标准及紧急应变计划。与不同医疗科室合作,发掘本科室护理质量改进项目,推动质量持续改善策略的实施和评价。

6. 掌握本学科护理发展的前沿动态,积极组织本学科的学术活动,根据学科发展的需要,确定工作和研究方向。有计划、有目的、高质量地推广和运用学科护理新成果、新技术、新理论和新方法。

7. 培养专业护士,协助制订医院专业护士人才培养计划。主持或协助完成护理本科生的带教工作。

参考文献

1. 李秀娥,王春丽.实用口腔护理技术.北京:人民卫生出版社,2016.

2. 吴惠平,付方雪.现代临床护理常规.北京:人民卫生出版社,2018.

3. 赵佛容.口腔护理学.2版.上海:复旦大学出版社,2009.

4. 陈佩珠.口腔专科护理操作流程.广州:广东科技出版社,2006.

5. 中华人民共和国国家卫生和计划生育委员会.口腔器械消毒灭菌技术操作规范,2016.

6. 樊明文.牙体牙髓病学.4版.北京:人民卫生出版社,2012.

7. 邓辉.儿童口腔医学.北京:北京大学医学出版社,2005.

8. 冯海兰,徐军.口腔修复学.北京:北京大学医学出版社,2005.

9. 曹采方.牙周病学.2版.北京:人民卫生出版社,2003.

10. 傅民魁.口腔正畸学.6版.北京:人民卫生出版社,2012.

11. 曹阳.口腔正畸学与审美学和心理学.广州:花城出版社,2008.